Nem Tudo É Déficit de Atenção

Thieme Revinter

Nem Tudo É Déficit de Atenção

Terceira Edição

Maria Augusta Montenegro
Professora-Assistente
Chefe da Disciplina de Neurologia Infantil do Departamento de
Neurologia da Faculdade de Ciências Médicas da Universidade Estadual de
Campinas (Unicamp)

Thieme
Rio de Janeiro • Stuttgart • New York • Delhi

Dados Internacionais de Catalogação na Publicação (CIP)

M777n

Montenegro, Maria Augusta
  Nem tudo é déficit de atenção / Maria Augusta Montenegro. – 3. Ed. – Rio de Janeiro – RJ: Thieme Revinter Publicações, 2021.

  172 p.: il; 14 x 21 cm.
  Inclui Índice Remissivo, Anexo e Bibliografia
  ISBN 978-65-5572-039-6
  eISBN 978-65-5572-040-2

  1. Neurologia Infantil. 2. Linguagem. 3. Transtorno. I. Título.

CDD: 618.928589
CDU: 616.89-008.61

© 2021 Thieme
Todos os direitos reservados.
Rua do Matoso, 170, Tijuca
20270-135, Rio de Janeiro – RJ, Brasil
http://www.ThiemeRevinter.com.br

Thieme Medical Publishers
http://www.thieme.com

Capa: Thieme Revinter Publicações Ltda.
Ilustração de Capa: Olivia Niemeyer

Impresso no Brasil por BMF Gráfica e Editora Ltda.
5 4 3 2 1
ISBN 978-65-5572-039-6

Também disponível como eBook:
eISBN 978-65-5572-040-2

Nota: O conhecimento médico está em constante evolução. À medida que a pesquisa e a experiência clínica ampliam o nosso saber, pode ser necessário alterar os métodos de tratamento e medicação. Os autores e editores deste material consultaram fontes tidas como confiáveis, a fim de fornecer informações completas e de acordo com os padrões aceitos no momento da publicação. No entanto, em vista da possibilidade de erro humano por parte dos autores, dos editores ou da casa editorial que traz à luz este trabalho, ou ainda de alterações no conhecimento médico, nem os autores, nem os editores, nem a casa editorial, nem qualquer outra parte que se tenha envolvido na elaboração deste material garantem que as informações aqui contidas sejam totalmente precisas ou completas; tampouco se responsabilizam por quaisquer erros ou omissões ou pelos resultados obtidos em consequência do uso de tais informações. É aconselhável que os leitores confirmem em outras fontes as informações aqui contidas. Sugere-se, por exemplo, que verifiquem a bula de cada medicamento que pretendam administrar, a fim de certificar-se de que as informações contidas nesta publicação são precisas e de que não houve mudanças na dose recomendada ou nas contraindicações. Esta recomendação é especialmente importante no caso de medicamentos novos ou pouco utilizados. Alguns dos nomes de produtos, patentes e design a que nos referimos neste livro são, na verdade, marcas registradas ou nomes protegidos pela legislação referente à propriedade intelectual, ainda que nem sempre o texto faça menção específica a esse fato. Portanto, a ocorrência de um nome sem a designação de sua propriedade não deve ser interpretada como uma indicação, por parte da editora, de que ele se encontra em domínio público.

Todos os direitos reservados. Nenhuma parte desta publicação poderá ser reproduzida ou transmitida por nenhum meio, impresso, eletrônico ou mecânico, incluindo fotocópia, gravação ou qualquer outro tipo de sistema de armazenamento e transmissão de informação, sem prévia autorização por escrito.

DEDICATÓRIA

Para Elisa, com carinho.

PREFÁCIO

Dificuldade escolar é muito comum e tem várias causas. Muitos profissionais brilhantes também tiveram dificuldade escolar, e a grande maioria das crianças com dificuldade escolar será um adulto feliz e bem-sucedido profissionalmente.

Espero que a terceira edição deste livro possa ajudá-los a entender melhor o que está acontecendo, para então poder definir qual a melhor estratégia para ajudar nossos pacientes a superar cada etapa da dificuldade escolar.

Boa leitura!

Maria Augusta Montenegro

PREFÁCIO

É com imenso prazer que escrevo o prefácio do livro *Nem Tudo É Déficit de Atenção* coordenado pela Professora Doutora Maria Augusta Montenegro.

Conheço a Dra. Maria Augusta há aproximadamente 25 anos. Ela foi minha aluna no curso de Medicina, fez a residência em Neurologia Infantil e cursou pós-graduação, na Unicamp, tudo sob minha supervisão. Posteriormente, tornou-se minha colega de profissão na disciplina de Neurologia Infantil quando ascendeu à carreira docente. Com este livro, demonstra ter evoluído e se tornado minha professora, uma vez que há muito aprendo com ela e mais uma vez tenho a agradável constatação desse aprendizado.

Mente brilhante, a Dra. Maria Augusta escreve com desenvoltura e expressa a clareza do seu raciocínio através de explicações e sugestões relevantes. A leitura é leve e flui com facilidade. As características de cada uma das condições abordadas tornam o assunto extremamente didático. O livro é composto por 16 capítulos e encerra com uma seção importante de perguntas que são muito frequentes na prática clínica. As respostas são objetivas e colocam cada um dos assuntos dentro de uma perspectiva realista, sem demagogia e sem isentar pais e escolas da grande responsabilidade que é educar as crianças.

Não tenho dúvida alguma de que este livro se tornará um manual de grande utilidade não só para pais, mas também para professores e profissionais que lidam com crianças com problemas escolares.

Parabenizo à Dra. Maria Augusta pela iniciativa e, convido todos os neurologistas infantis, neuropsicólogos, fonoaudiólogos, terapeutas ocupacionais, pais e professores a desfrutarem da leitura deste importante livro, que vem preencher uma lacuna dentro da área dos problemas escolares.

Marilisa M. Guerreiro
Professora Titular de Neurologia Infantil
Disciplina de Neurologia Infantil
Departamento de Neurologia
FCM – Unicamp

COLABORADORES

ALEXANDRE GINDLER DE OLIVEIRA
Advogado na Advocacia Hamilton de Oliveira – Campinas, SP

ANA CAROLINA COAN
Professora-Assistente do
Departamento de Neurologia da
Faculdade de Ciências Médicas da
Universidade Estadual de Campinas (Unicamp)

CAMILA CUNHA DE ABREU DA SILVEIRA
Disciplina de Neurologia Infantil do
Departamento de Neurologia da
Faculdade de Ciências Médicas da
Universidade Estadual de Campinas (Unicamp)

ELOISA HELENA RUBELLO VALLER CELERI
Professora-Assistente do
Departamento de Psicologia e Psiquiatria da
Faculdade de Ciências Médicas da
Universidade Estadual de Campinas (Unicamp)

ERASMO BARBANTE CASELLA
Professor Livre-Docente em Neurologia do
Instituto da Criança da Universidade de São Paulo (USP)

GITLA GINDLER DE OLIVEIRA
Advogada na Advocacia Hamilton de Oliveira – Campinas, SP

ISABELA ALMEIDA DE MEDEIROS
Advogada na Advocacia Hamilton de Oliveira – Campinas, SP

JULIA LOPES VIEIRA
Disciplina de Neurologia Infantil do
Departamento de Neurologia da Faculdade de Ciências Médicas da
Universidade Estadual de Campinas (Unicamp)

LAURA GOMES VALLI
Disciplina de Neurologia Infantil
Departamento de Neurologia
Faculdade de Ciências Médicas da Universidade Estadual de Campinas (Unicamp)

MILENA GARCIA
Disciplina de Neurologia Infantil do
Departamento de Neurologia da Faculdade de Ciências Médicas da
Universidade Estadual de Campinas (Unicamp)

MARILISA MANTOVANI GUERREIRO
Professora Titular de Neurologia Infantil do
Departamento de Neurologia da
Faculdade de Ciências Médicas da
Universidade Estadual de Campinas (Unicamp)

SUMÁRIO

INTRODUÇÃO 1
Maria Augusta Montenegro

1 SAÚDE DA CRIANÇA 5
Maria Augusta Montenegro

2 EXISTE REALMENTE DIFICULDADE ESCOLAR? 13
Maria Augusta Montenegro

3 ADEQUAÇÃO DA ESCOLA 15
Maria Augusta Montenegro

4 A CRIANÇA SABE ESTUDAR? 19
Maria Augusta Montenegro

5 BULLYING 25
Maria Augusta Montenegro

6 ATRASO DO DESENVOLVIMENTO NEUROPSICOMOTOR 29
Ana Carolina Coan ▪ Maria Augusta Montenegro

7 ALTAS HABILIDADES 37
Maria Augusta Montenegro

8 DISORTOGRAFIA, DISGRAFIA E DISCALCULIA 43
Laura Gomes Valli ▪ Milena Garcia ▪ Maria Augusta Montenegro

9 DISLEXIA 53
Milena Garcia ▪ Laura Gomes Valli ▪ Maria Augusta Montenegro

10 TRANSTORNO DO DESENVOLVIMENTO DA LINGUAGEM 59
Julia Lopes Vieira ▪ Camila Cunha de Abreu da Silveira ▪ Maria Augusta Montenegro

11 TRANSTORNO DE DÉFICIT DE ATENÇÃO E HIPERATIVIDADE ... 65
Camila Cunha de Abreu da Silveira ▪ Julia Lopes Vieira ▪ Maria Augusta Montenegro

12 TDAH E TEA 77
Erasmo Barbante Casella ▪ Maria Augusta Montenegro

13 TDAH E COMORBIDADES 83
Eloisa Helena Rubello Valler Celeri

14 EPILEPSIA E DIFICULDADE ESCOLAR 95
Marilisa Mantovani Guerreiro ▪ Maria Augusta Montenegro

15 INCLUSÃO ESCOLAR.. 105
Isabela Almeida de Medeiros ▪ Alexandre Gindler de Oliveira ▪ Gitla Gindler de Oliveira

ANEXO 1 116

ANEXO 2 121

16 CONCLUSÃO 123
Maria Augusta Montenegro

PERGUNTAS FREQUENTES 131

REFERÊNCIAS BIBLIOGRÁFICAS 139

ÍNDICE REMISSIVO 151

Nem Tudo É Déficit de Atenção

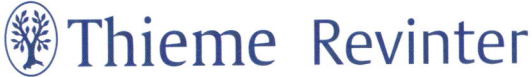

INTRODUÇÃO

Maria Augusta Montenegro

Dificuldade escolar é muito comum. Quando a escola comunica à família a existência de alguma dificuldade acadêmica, a primeira sensação é de tristeza e impotência. Entretanto, nessa hora é preciso ter muita calma e entender que, na maioria das vezes, dificuldade escolar não é o "fim do mundo".

É claro que não queremos que nossas crianças enfrentem dificuldades, entretanto, limitações e dificuldades fazem parte da vida. Inclusive, passar por alguma dificuldade na infância pode ajudar a formar um adulto mais forte, seguro e pronto para encarar os desafios do dia a dia.

Quando tratadas adequadamente, a grande maioria das crianças com dificuldade escolar terá boa evolução e bom prognóstico. Mesmo que o tratamento seja prolongado, a maioria dos pacientes eventualmente terá alta das terapias.

Além disso, é importante lembrar que nem toda criança com dificuldade escolar precisará ser medicada. Quando a medicação for necessária, a maioria dos pacientes não necessitará usá-la para o resto da vida.

Isso ocorre porque a maioria das crianças com dificuldade escolar não apresenta distúrbio do aprendizado. Nota baixa não significa necessariamente dificuldade em aprender. Muitas crianças com dificuldade escolar não aprendem bem quando ensinados da forma tradicional. Entretanto, elas conseguem aprender quando:

- Ensinadas com algumas adaptações adequadas para suas necessidades, ou
- Quando a dificuldade é tratada (com medicação para melhorar a atenção ou terapias que corrijam suas dificuldades).

Por exemplo, uma criança com dislexia tem dificuldade em ler e compreender o que foi lido se o texto for extenso (Fig. 1a). Entretanto, quando a matéria é explicada oralmente, com texto curto e com ajuda de elementos visuais (Fig. 1b) ela consegue assimilar todo o conteúdo.

Portanto, a maioria das crianças com dificuldade escolar pode aprender, só que de maneira diferente. Mas isso não é uma tarefa fácil.

> **• DESCOBRIMENTO DO BRASIL**
> - Os portugueses eram grandes navegadores. Nessa época o rei de Portugal chamava-se Dom Manuel I e queria expandir o império. Pedro Álvares Cabral era um navegador que saiu de Portugal pelo rio Tejo, com caravelas em direção às Índias. O objetivo era a compra das especiarias encontradas nas Índias. Mas foi necessário mudar de rota devido às tempestades e mar agitado. Após vários dias navegando foi avistada uma montanha ao longe. Era o Monte Pascal. No dia 22 de abril de 1500 foi descoberto o Brasil.
>
> a

> - Pedro Álvares Cabral
> - Saiu de Portugal
> - Ia para Índias
> - Mudou de caminho
> - Avistou Monte Pascal
> - Chegou ao Brasil
> - 22 de abril de 1500
>
> b

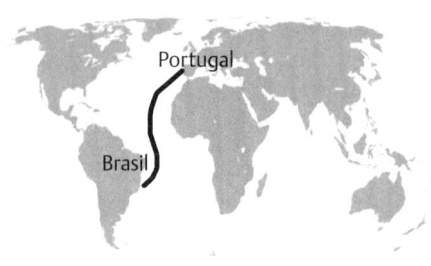

Fig. 1. (**a**, **b**) Exemplo de adaptação pedagógica para crianças com dificuldade escolar.

Dificuldade escolar pode causar muita angústia não só ao paciente, como às famílias. O surgimento das mídias sociais trouxe a possibilidade de difundir maior quantidade de informação em curto espaço de tempo. Publicar opinião sobre diagnóstico e tratamento de diversas doenças tornou-se mais fácil, o que quando bem utilizado pode ser uma ferramenta útil e poderosa para difundir conhecimento.

Apesar de a grande maioria das publicações ser bem-intencionada, nem sempre as informações são baseadas em estudos científicos que tenham comprovada a eficiência do tratamento proposto. E isso pode ser muito perigoso.

Apesar da existência de ampla literatura científica a respeito do diagnóstico e tratamento da dificuldade escolar, informações equivocadas prestam um desserviço aos pacientes, às mães, pais, famílias e à saúde pública e, em certo sentido, ao próprio debate científico de alto nível.

Outro aspecto muito importante é que, por causa do alto grau de ansiedade dos pais, a família faz praticamente qualquer coisa para que o filho melhore. A prescrição de um tratamento sem comprovação científica pode trazer grande prejuízo. Além do investimento econômico em um tratamento que não trará resultados; geralmente quando a família decide seguir um tratamento alternativo, muitas vezes ela abandona o tratamento comprovadamente eficaz.

Quando estamos frente a uma criança com dificuldade escolar, precisamos avaliar todas as variáveis envolvidas: idade, saúde em geral, tipo de escola, dificuldade visual ou auditiva, presença de transtornos neurológicos etc. (Fig. 2).

Após avaliação detalhada o diagnóstico correto proporcionará o delineamento de uma estratégia eficaz que permitirá que cada criança possa atingir o máximo do seu potencial.

Mas é importante ter em mente que não existe solução única para todos os problemas relacionados com a dificuldade escolar. Cada criança é única, e mesmo quando os sintomas são

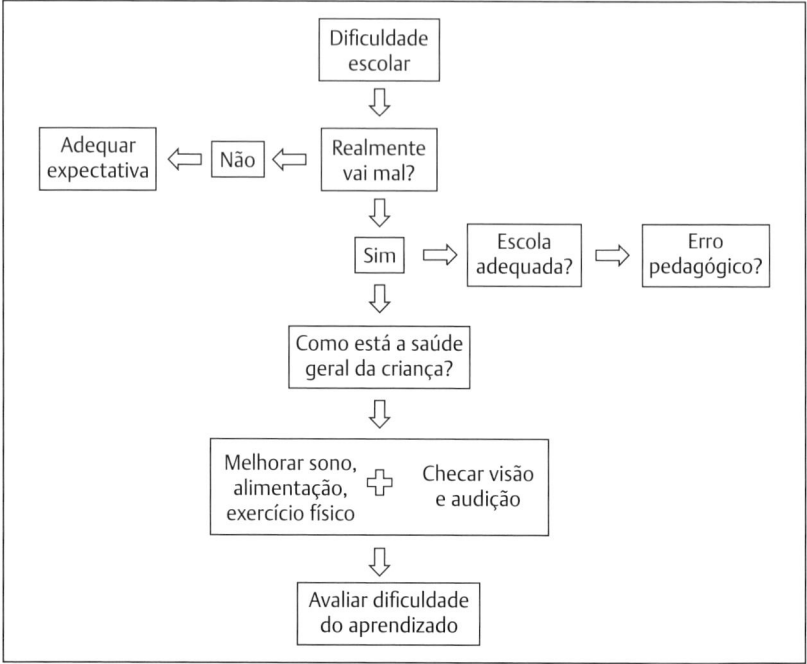

Fig. 2. Fluxograma da avaliação detalhada da criança com dificuldade escolar.

aparentemente semelhantes, o diagnóstico e o tratamento podem ser diferentes. Muitas vezes a criança poderá precisar de mais de um tipo de tratamento.

Ajuda profissional é muito importante frente a uma criança com dificuldade escolar, mas talvez a parte mais importante do tratamento seja valorizar o esforço da criança, e não o resultado das provas. Elogie, elogie, elogie!

SAÚDE DA CRIANÇA

CAPÍTULO 1

Maria Augusta Montenegro

Ter hábitos saudáveis contribui muito para o aprendizado da criança. Ser saudável não significa apenas não ficar doente. Quando pensamos em dificuldade escolar, não devemos começar a avaliação pela parte pedagógica, mas sim pelos aspectos gerais de saúde da criança.

Primeiramente precisamos definir se o paciente tem um sono adequado e reparador. O sono é parte muito importante na saúde global da criança (Gruber *et al.*, 2014). Não existe um número exato de horas de sono necessário para cada idade. O importante é que o sono seja reparador, e a criança acorde descansada.

Uma das maiores dificuldades é a crescente necessidade social de dormir cada vez mais tarde. Os atrativos são muitos: internet, mensagens, *e-mail*, mídia social etc. Para piorar, as aulas estão começando cada vez mais cedo. Isto faz com que algumas crianças (e principalmente adolescentes) queiram ir dormir muito tarde, mas precisem acordar muito cedo. Consequentemente, acabam apresentando privação de sono durante toda semana.

Algumas crianças têm a agenda de atividades extracurriculares muito cheia. Atividades esportivas, aulas extras de inglês ou música são muito importantes, mas não podem atrapalhar a rotina de descanso da criança. Muitas vezes a criança finalmente chega em casa após a escola e atividades extracurriculares apenas às 8 horas da noite. Não é justo exigir que ela estude ou faça a lição de casa nessa hora. Não só por ela estar exausta, mas também porque a qualidade do estudo vai ser ruim.

Cansaço e privação de sono podem prejudicar o rendimento escolar, piorando a concentração e causando queda das notas. Os pais devem limitar as atividades extracurriculares e definir um horário razoável para a criança ir dormir. Algumas dicas que podem ajudar na higiene do sono são:

- Ter horário regular para ir dormir;
- Não utilizar eletrônicos até tarde;
- Não usar *tablet* ou telefone celular deitado na cama;
- Não ir dormir com fome;
- Evitar tomar bebidas com cafeína no fim do dia (muitos refrigerantes contêm cafeína).

O ideal é usar o bom senso, respeitando as necessidades de sono de cada criança.

Em seguida devemos avaliar os aspectos nutricionais da criança. Uma alimentação adequada tem papel fundamental no desenvolvimento físico (crescimento e ganho de peso), e também é muito importante para o desenvolvimento neurológico.

Deficiências vitamínicas podem causar alterações graves na cognição (inteligência) tanto em adultos, como em crianças. Entretanto, deficiências vitamínicas graves geralmente são facilmente diagnosticadas, pois estão associadas a doenças sistêmicas (síndrome de má absorção intestinal, erros inatos do metabolismo etc.) ou desnutrição importante.

Geralmente, a criança com dificuldade escolar não tem nenhuma doença grave que cause desnutrição ou deficiência vitamínica. Mas muitas crianças comem mal, entretanto, é claro que a criança não vai mal na escola exclusivamente porque come mal.

Ao contrário do que se acreditava no passado, açúcar não causa hiperatividade (Wolraich *et al.*, 1994; Wolraich *et al.*, 1995). Estudos muito bem feitos determinaram que o açúcar não tem impacto negativo na cognição ou comportamento das crianças.

Entretanto, uma alimentação ruim (rica em açúcar e gordura, pobre em frutas e vegetais) pode contribuir para o mau desempenho acadêmico; pois prejudica a disposição, autoestima e concentração da criança.

Além de uma dieta saudável (rica em frutas, legumes e verduras), hidratação adequada também é muito importante. Quando a criança estiver com sede, ela deve tomar água. Algumas crianças estão acostumadas a tomar suco quando estão com sede. Entretanto, na maioria dos sucos, a fibra é retirada, e açúcar é adicionado. Ou seja, apesar de parecer saudável, suco pode ser uma fonte de açúcar tão ruim, quanto os refrigerantes. Uma das etapas fundamentais na avaliação do paciente com dificuldade escolar é garantir que haja alimentação e hidratação adequadas.

Devemos também avaliar se o paciente faz algum tipo de exercício físico. Os benefícios da atividade física vão muito além da manutenção do peso. A atividade física também é muito importante para a saúde mental, pois exercício físico diminui ansiedade e depressão (Carek *et al.*, 2011). Além disso, atividade física melhora o desempenho cognitivo de pacientes com doenças neurológicas (Kirk-Sanchez *et al.*, 2014; Campos *et al.*, 2016).

Toda criança (com ou sem dificuldade escolar) deve fazer exercícios físicos regularmente. Quando a família perguntar qual a melhor atividade física para o paciente, a resposta é simples: a atividade que a criança gosta e tem possibilidade de fazer. Não adianta forçar uma criança a fazer um esporte que ela deteste ou não tenha a mínima habilidade. Deve-se priorizar o que a criança quer fazer, desde que seja uma opção razoável e disponível. Praticar exercício deve ser algo prazeroso; portanto, deixe a criança escolher a atividade esportiva que ela mais se identifica.

É claro que apenas falta de exercício não causa dificuldade escolar. Entretanto, atividade física não só aumenta a disposição, mas também ajuda no desenvolvimento da cognição, principalmente funções executivas (habilidade de organizar a realização de várias tarefas, seguir instruções, se preparar para uma atividade, flexibilidade em mudar o planejamento quando necessário etc.).

Alimentação, sono e atividade física são parte do tripé fundamental da saúde de toda criança. Mas infelizmente, um exemplo que frequentemente encontramos hoje em dia é o caso de pacientes que estudam na parte da tarde, portanto, acordam por volta das 10 ou 11 horas da manhã. Assim que acordam comem bolachas, cereal com leite etc. Em seguida já é hora de se arrumar para escola e almoçar, mas elas não comem quase nada no almoço (pois acabaram de tomar o café da manhã). Essas crianças vão para escola e no meio da tarde, durante o intervalo, comem algum alimento salgado que compram na cantina da escola (coxinha, enroladinho de presunto e queijo etc.) acompanhado de refrigerante.

Ou seja: o sono é inadequado (dorme tarde, acorda tarde), a alimentação é péssima e não há tempo para prática de exercício físico. Obviamente a disposição e concentração dessa criança não vão ser boas. Não adianta procurar o médico na esperança de tomar um remédio mágico que resolva todos os problemas pedagógicos. Primeiramente devemos corrigir os maus hábitos de cada paciente porque muitas vezes só isso já proporcionará grande melhora na escola.

Uma vez corrigidos alguns hábitos inadequados (pouco sono, má alimentação, sedentarismo) devemos avaliar se há alguma alteração física que possa estar comprometendo o desenvolvimento pedagógico da criança. Talvez o mais importante seja descartar alguma alteração na audição ou visão.

Todo paciente com dificuldade escolar deve passar por uma avaliação auditiva formal. Idealmente com realização de audiometria. A triagem auditiva neonatal (teste da orelhinha) feita na maternidade é muito importante, mas não é suficiente para garantir que não haja nenhuma alteração auditiva na fase escolar.

É claro que a dúvida não é sobre perda auditiva grave ou surdez, mas sim perda auditiva parcial que pode atrapalhar muito o aprendizado. O tipo mais comum é a otite média secretora. Ao contrário da otite média aguda que dói muito e está associada à febre; a otite média secretora é silenciosa, não dói, nem dá febre.

O sintoma principal da otite média secretora é perda auditiva e geralmente o paciente com perda auditiva não reclama de nenhum sintoma. O tratamento da otite secretora é feito por um médico otorrinolaringologista com medicação. Em casos mais graves pode ser necessário procedimento cirúrgico para colocação de tubos de ventilação que permitirão a correção da audição.

Nas crianças maiores (já em idade escolar) a perda auditiva também atrapalha as atividades pedagógicas. Entretanto, o mais grave ocorre nas crianças pequenas, pois a otite secretora atrapalha o desenvolvimento da linguagem (muitas vezes causando atraso de fala).

O desenvolvimento adequado da linguagem será fundamental não só para a criança se comunicar pela fala. Atraso de fala pode comprometer vários aspectos da linguagem: fala, leitura, escrita, interpretação e produção de texto.

Garantir que o paciente ouve adequadamente nos primeiros anos de vida é muito importante; pois, o cérebro só vai "aprende a ouvir" se o som chegar de forma correta. Ou seja, perda auditiva nos primeiros anos de vida pode deixar sequelas duradouras na linguagem.

Toda criança com dificuldade escolar também deve passar por uma avaliação visual formal, feita por um médico oftalmologista. A triagem oftalmológica feita em algumas escolas é importante, mas não é suficiente para garantir que não há nenhuma alteração visual que necessite ser corrigida. As alterações visuais mais frequentes são os erros de refração (corrigidos com óculos) e os déficits de campo visual.

Não é raro encontrar pacientes de 6 ou 7 anos de idade que nunca foram ao oftalmologista e quando são avaliadas apresentam alteração visual importante (principalmente miopia, astigmatismo ou hipermetropia). Como a dificuldade visual geralmente é desde os primeiros anos de vida, muitas vezes o paciente não reclama para a família que a visão está "borrada". Afinal, ela sempre enxergou assim e não sabe como é enxergar de forma nítida. Algumas sugestões que podem ajudar a identificar dificuldade visual são:

- Dificuldade em colorir as tarefas respeitando os limites das figuras;

- Resistência para fazer as tarefas de casa;
- A leitura é desgastante, cansa muito rápido;
- Letra pouco legível, ou muito grande;
- Dor de cabeça na região frontal quando volta da escola, ou no fim do dia.

As alterações visuais na infância são facilmente corrigidas com óculos. Muitas vezes os pais ficam com receio sobre a aceitação e uso adequado dos óculos. Mas, geralmente a adaptação da criança é muito boa, afinal ela passa a enxergar bem e isto traz grande conforto. Atualmente existem várias opções de óculos, com armações modernas e leves. Eventualmente um dos maiores dilemas não é convencer o paciente de que ele precisa usar óculos, mas sim confortar os irmãos que não precisam usá-los.

A outra alteração visual que pode ocorrer na infância é o déficit de campo visual. Ele geralmente é congênito (a criança já nasce com o déficit), pode ser secundário à infecção materna durante a gestação ou por lesão cerebral na região occipital. A visão da criança com déficit de campo visual não é borrada, a dificuldade está na perda da visão em alguma região do campo visual.

O déficit de campo visual geralmente é irreversível, mas atrapalha pouco o dia a dia da criança. Como geralmente é congênito, a criança já está acostumada com a perda visual desde o nascimento. Mesmo em casos de perda visual na infância, a capacidade de adaptação da criança é muito maior do que a capacidade de adaptação do adulto.

O maior cuidado deve ser posicionar a criança na sala de aula de modo a deixar a região com pouca visão do lado da parede. Isto facilita muito a visão geral de toda classe.

Quando uma alteração visual é identificada, o ideal é tomar as medidas necessárias e aguardar alguns meses para a adaptação aos óculos ou reposicionamento na sala de aula. Após a adaptação deve-se reavaliar a criança para identificar se ainda há alguma dificuldade escolar adicional.

Para finalizar, é preciso lembrar a importância de a criança ter tempo de ser criança; ou seja, de ter tempo de brincar. Os humanos e a maioria dos animais brincam.

Brincar não precisa ser ensinado. Brincar é tão importante para o desenvolvimento e aprendizado da criança que em algumas situações pode ser mais importante do que as atividades formais dentro da sala de aula. Brincar desenvolve várias habilidades, principalmente a resolução de problemas, criatividade, como lidar com emoções, ser persistente, não desistir fácil, saber ganhar e saber perder. Também é muito importante para a socialização e desenvolvimento cognitivo da criança (Ginsburg *et al.*, 2007).

O ideal é permitir que a criança brinque livremente. Não é necessário estabelecer regras ou interferir na brincadeira. Deixe que as crianças brinquem do que quiserem e como quiserem. Caso haja algum conflito entre elas, primeiro deixe-as tentar resolver. Só interfira se as crianças não conseguirem achar sozinhas uma solução para o problema.

Brincar desenvolve principalmente o lobo frontal, responsável pelos movimentos, planejamento da ação etc. Além disso, estudos clássicos mostram que o volume de substância cinzenta cerebral e do próprio cérebro é maior em ratos que brincam e têm ambiente rico em estímulos quando comparado a ratos criados em ambiente pouco estimulante. Também foi observado que o desempenho cognitivo dos ratos (habilidade de se mover rapidamente em labirintos) é superior quando o rato foi mais estimulado no início da vida.

Crianças bem estimuladas e que podem brincar livremente apresentam maior criatividade, melhor habilidade de socialização, facilidade em solucionar problemas, lidam melhor com dificuldades sem desistir etc.

Brincar também é importante na escola. Logo após o intervalo do recreio a capacidade de concentração da criança melhora, e consequentemente o seu rendimento acadêmico também melhora.

EXISTE REALMENTE DIFICULDADE ESCOLAR?

CAPÍTULO 2

Maria Augusta Montenegro

Antes de iniciar a avaliação da dificuldade escolar devemos definir se a criança realmente está indo mal na escola. As crianças são diferentes. Enquanto uma tira nota dez, a outra tira sete. Mas é importante lembrar: as duas são normais!

Algumas famílias apresentam uma expectativa excessiva em relação a seus filhos. Isto se agrava quando o primeiro filho tira notas altas, e o segundo filho tira notas médias.

Inclusive, eventualmente tirar uma nota abaixo da média também é normal. Em muitos casos, um pouco mais de estudo pode ser tudo o que a criança precisa.

Infelizmente, descobrir que seu filho é normal (ou seja, mediano) pode ser uma experiência frustrante para algumas famílias. Mas não podemos esquecer que ser normal é ótimo! Inclusive, ser muito inteligente pode trazer problemas. Muitas crianças com inteligência superior (altas habilidades) apresentam dificuldade escolar ou de socialização. Além disso, crianças muito inteligentes podem ser mais ansiosas (Edwards, 2013).

Outro aspecto importante é avaliar se a exigência escolar está adequada. Atualmente existe uma tendência (observada em muitas escolas) caracterizada pelo aumento cada vez maior da carga didática. Além de um conteúdo cada vez maior, algumas escolas estabelecem média mínima para aprovação muito alta.

Ao passo que antigamente a maioria das escolas exigia média cinco para o aluno ser aprovado, atualmente a maioria das escolas exige média seis. Inclusive, algumas escolas estão exigindo média mínima para aprovação igual a sete. Ou seja, um aluno que tira 6,5 será reprovado. Devemos lembrar que nota seis ou sete é normal. Portanto, em alguns casos, a criança não tem dificuldade escolar, mas a escola considera equivocadamente que as notas não são suficientes.

O maior objetivo da criança é deixar os pais orgulhosos (inclusive, a maioria dos adultos também sente necessidade em agradar e deixar os pais orgulhosos). Valorize o esforço da criança, boas notas serão uma consequência natural de quem se dedica.

Nunca compare o desempenho entre irmãos ou colegas; pois, isto pode diminuir muito a autoestima da criança. Saber que os pais estão satisfeitos e orgulhosos é fundamental.

Uma coisa muito preocupante é quando eventualmente a criança tira uma nota baixa e os pais se mostram mais frustrados com a nota do que a própria criança. Alguns pais levam a prova para o professor rever a correção, discordam das respostas e comentam com os filhos que a nota não foi justa. Não tente proteger excessivamente a criança. Frustração e desapontamento fazem parte da vida. Não tente resolver o problema sozinho, poupando a criança como se ele ainda fosse um bebê.

A reação excessiva dos pais pode ser pior do que a nota baixa. A criança pode ficar assustada ou envergonhada pelos pais questionarem os professores. Explique que nem sempre as coisas saem como planejamos, mas geralmente podemos nos recuperar e corrigir a situação. Reconheça que tirar uma nota baixa gera uma sensação ruim de desânimo e frustração, mas também mostra que, às vezes, é preciso se esforçar mais para obter o que desejamos.

A criança que sabe lidar com dificuldades será um adulto que não desiste no primeiro obstáculo e estará pronto para enfrentar as decepções da vida.

Deixe claro para a criança que o importante é fazer o melhor possível, dentro do seu potencial. Não se preocupe com o desempenho dos outros. Nenhuma criança é boa em tudo, todas têm algum tipo de dificuldade (escolar, social, econômica, física etc.). Ser diferente não significa ser melhor ou pior do que os outros.

ADEQUAÇÃO DA ESCOLA

CAPÍTULO 3

Maria Augusta Montenegro

Quando o paciente apresenta dificuldade escolar, uma das primeiras perguntas que deve ser feita é se a escola é adequada para aquela determinada criança. Não existe escola perfeita, nem a melhor escola da cidade! Existe a melhor escola para cada criança.

Eventualmente a dificuldade escolar está relacionada com o método pedagógico. Nem toda criança se adapta a todo método, mesmo aqueles tradicionais e comprovadamente eficazes.

Definir se a escola é adequada para cada criança não é tarefa fácil. Talvez este seja o diagnóstico mais difícil para o neuropediatra. Inclusive, essa decisão não cabe ao médico, mas sim à equipe pedagógica da escola.

Entretanto, muitas vezes é preciso uma avaliação médica para descartar a existência de alguma doença ou dificuldade específica que esteja atrapalhando o aprendizado. Muitas vezes é preciso primeiramente descartar todas as possibilidades associadas à dificuldade escolar (dificuldade visual ou auditiva, *bullying*, TDAH, dificuldade de linguagem etc.) para depois definir que a escola não é a ideal para uma determinada criança.

Só a equipe pedagógica poderá definir se a escola é a mais adequada para o paciente. Em alguns casos, a mudança de escola pode ser uma alternativa com resultados surpreendentemente satisfatórios.

Também devemos considerar se há erro ou falha pedagógica. O diagnóstico de erro pedagógico também não é feito pelo médico, mas sim pela escola ou psicopedagogo.

Infelizmente algumas escolas apresentam dificuldades técnicas que inviabilizam o ensino adequado. Além disso, a aprovação incondicional das crianças (mesmo quando não atingem os objetivos pedagógicos) faz com que alguns alunos do quarto ano do ensino fundamental ainda estejam com a alfabetização incompleta.

Muitas vezes a família procura ajuda médica na esperança de que seja prescrita uma medicação mágica que irá alfabetizar a criança. Mas infelizmente isto não existe. O erro pedagógico deve ser corrigido pela escola, geralmente na forma de aulas de reforço ou em alguns casos reprovação de ano.

Outro aspecto importante é definir se a criança está no ano escolar adequado. Muitas escolas permitem que a criança seja matriculada no primeiro ano do ensino fundamental se ela fizer seis anos até 30 de junho (essa data de corte está sendo modificada em vários Estados).

As crianças que fazem aniversário perto desta data limite (maio ou junho) muitas vezes são mais imaturas do que os colegas mais velhos da mesma classe (irão frequentar quase metade do primeiro ano do ensino fundamental com 5 anos de idade). Essa imaturidade pode comprometer o aprendizado e é mais marcante em meninos do que em meninas.

Nesses casos, a causa da dificuldade escolar pode ser apenas a idade da criança. Ou seja, ela é muito nova e ainda não tem maturidade suficiente para frequentar uma determinada classe.

Outra situação (menos frequente, mas que ainda pode ocorrer) é a criança estar propositalmente adiantada na escola em relação ao ano adequado para a sua idade.

Ter um filho adiantado na escola pode ser uma alternativa tentadora para muitas famílias, mas na maioria das vezes não traz nenhum benefício. Ao contrário, pode atrapalhar muito o rendimento escolar ou socialização da criança. A equipe pedagógica da escola juntamente com a família do paciente deverá decidir (caso a caso) qual a melhor escola e classe para cada aluno.

Reprovação escolar eventualmente pode ajudar a resolver a dificuldade escolar, mas isto geralmente é a exceção. Quando a criança deve ser reprovada na escola? De forma geral temos que ter muito cuidado quando pensamos em reprovar a criança com dificuldade escolar. Sempre devemos analisar cada caso individualmente. Existem três situações principais onde reprovar o aluno ajudará no seu desempenho escolar.

Primeiramente, temos o aluno que mudou de escola e está em uma escola nova, onde o conteúdo está além do que foi ensinado na escola anterior. Ou seja, está em uma escola "mais forte" e será difícil acompanhar o ritmo de estudo por causa da falta de base da escola anterior. Reforço escolar deve ser tentado, mas em alguns casos será preciso refazer um ano escolar.

Em segundo lugar, temos o aluno que não estuda, não se esforça e não faz as tarefas propostas. Aprovar esse aluno passa a mensagem de que no fim "sempre se consegue dar um jeitinho" e tudo vai ficar bem. Isto é um perigo, pois, esse aluno (além de mal preparado academicamente) não estará preparado para a vida real, onde as conquistas devem ser merecidas.

Em terceiro, temos o aluno imaturo (principalmente aniversariantes dos meses de maio e junho). Muitas vezes essa imaturidade atrapalha o aprendizado nos primeiros anos do ensino fundamental. Aprová-lo apenas adia o problema para o ano seguinte.

Devemos lembrar que no caso de pacientes com algum tipo de distúrbio neurológico, a reprovação geralmente não ajuda e pode até ser prejudicial. Isto ocorre porque muitas vezes a criança se esforça muito mais do que os colegas, mesmo assim tem rendimento inferior. Nesses casos devemos valorizar o esforço e não o resultado. Desde que haja uma equipe de apoio paralelo (psicopedagoga, fonoterapeuta, psicóloga ou professora de reforço escolar – dependendo de cada caso) a aprovação mantém a autoestima da criança. Isto será fundamental para que o paciente continue se esforçando para atingir o máximo de seu potencial.

A CRIANÇA SABE ESTUDAR?

CAPÍTULO 4

Maria Augusta Montenegro

Muitas vezes esquecemos que a maioria dos alunos (com ou sem dificuldade escolar) não sabe como estudar. É comum que a criança fique muito tempo com os livros abertos, olhando a matéria, mas sem saber nem por onde começar a estudar.

Muitas vezes a criança não tem nenhuma dificuldade escolar, mas vai mal na escola porque ela não sabe estudar. A seguir estão algumas sugestões que podem ser úteis para orientar os estudos.

Antes de começar a estudar, certifique-se de que o lugar é adequado (não deixe a criança estudar na mesa da cozinha, com gente em volta comendo e conversando). Tenha um horário predefinido para os estudos e nessa hora certifique-se que a criança não está com fome ou sede.

Lembre-se que criança se cansa mais rápido do que adulto; portanto, não programe estudar por duas horas sem intervalo. O paciente com dificuldade escolar se esforça mais (por causa da dificuldade), portanto, ele se cansa mais rápido. Permita intervalos curtos sempre que o estudo começar a render menos.

O tempo de estudo não precisa ser predeterminado. O que importa é estudar todo o conteúdo. Se isto levará vinte minutos ou duas horas não importa. Cada um tem um ritmo. Oriente os adolescentes a não acreditarem em tudo que os colegas falam. Frequentemente haverá comentários sobre "você estuda muito pouco, tem um aluno que estuda quinze horas todo dia". Além desses comentários não serem verdade, explique que estudar com qualidade quinze horas por dia é praticamente impossível na faixa etária escolar.

Se o paciente tiver dificuldade em se concentrar, evite canetas coloridas, borrachas perfumadas, brinquedos espalhados etc. Deixe em cima da mesa apenas o que for estritamente necessário.

Comece o estudo definindo o que vai cair na prova. Peça para a professora definir claramente a matéria que deve ser estudada. Nome do livro, número dos capítulos, páginas etc. Isto é importante para que o aluno possa focar no que realmente é importante naquele momento de estudo. Uma vez definido o que deve ser estudado, ensine que não será permitido estudar outra matéria (mesmo que seja muito mais interessante).

Em segundo lugar, defina o que é mais importante dentro do que já foi definido para estudar. Se mais da metade do caderno é sobre um determinado assunto, isto deve ser muito importante (várias questões sobre isso irão cair na prova). Estude todo o conteúdo, mas não perca tempo estudando por muito tempo um assunto que foi apenas superficialmente mencionado na aula (e que provavelmente não deve cair na prova, ou cairá apenas uma questão).

No caso de crianças com dificuldade escolar, defina com os professores o que é mais importante aprender e se há alguma matéria particularmente difícil para o aluno. Caso haja alguma dificuldade específica, discuta com o professor o quanto o assunto em questão é importante. Vale a pena gastar tempo e esforço para aprender aquele conceito? Por exemplo: uma criança com discalculia (dificuldade em matemática) pode ter muita dificuldade para aprender soma e subtração. Entretanto, estes conceitos são fundamentais e fazem parte da base da matemática. Sem esses conceitos (adição e subtração) a criança terá muita dificuldade em toda sua vida acadêmica. Mesmo sendo difícil, é muito importante que a criança invista tempo e esforço estudando essa matéria.

Por outro lado, existem conceitos que não são tão importantes. Uma criança com transtorno do desenvolvimento da linguagem ou dislexia pode ter muita dificuldade em fazer rimas. Haverá uma fase onde ela estudará poesias. Será que vale a pena tanto esforço para aprender a fazer rimas? Talvez seja mais importante dedicar tempo e esforço para estudar interpretação de texto (que será útil por toda vida acadêmica).

Depois que for definido o que estudar e a prioridade de cada assunto, o paciente precisa aprender a estudar. É claro que no início os pais precisarão estudar junto com a criança, mas se ela for ensinada de forma correta, com o tempo ela conseguirá estudar sozinha.

Alguns pais formam uma ótima dupla com a criança, mas também têm crianças que não trabalham bem com os pais. Isto é muito individual e não é culpa de ninguém o fato de o estudo não fluir bem. Algumas vezes será necessário um professor particular para organizar e ajudar nos estudos.

Existem várias técnicas, e cada paciente vai se adequar melhor a um tipo de estudo; entretanto, invariavelmente todos têm que começar lendo a matéria. Algumas crianças são mais visuais, precisam olhar o texto e ler sozinhas, outras gostam de ler em voz alta, outras aprendem melhor se alguém ler em voz alta para elas etc. Não há regra exata. O que importa é que o método seja eficaz para cada paciente.

Algumas possibilidades estão listadas a seguir. Mas é importante lembrar que o paciente deve participar da elaboração dos resumos, bilhetes etc. Só o fato de fazer este material ajuda muito a fixar a matéria.

1. Resumo: escreva em poucas palavras o que você acabou de ler. Uma frase para cada parágrafo (por exemplo).
2. Grife as partes mais importantes do texto com canetas coloridas (palavras isoladas ou, no máximo, uma frase por parágrafo).
3. Faça figuras sobre o assunto com os fatos importantes em volta (Fig. 4-1).
4. Fazer vários bilhetes (tipo *post-it*) com os fatos mais importantes e colar no local de estudo.

CAPÍTULO 4

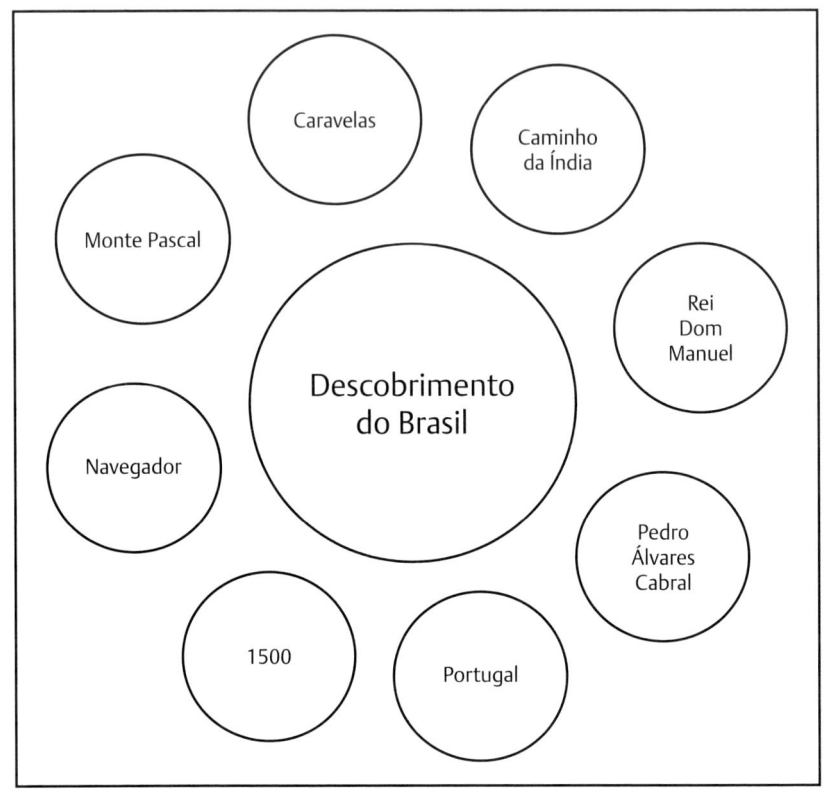

Fig. 4-1. Gráfico para ajudar a organizar o estudo.

5. Transformar um texto onde só há escrito em uma figura com dicas contendo a matéria (muito eficaz para crianças que precisam de auxílio visual para aprender) (Fig. 4-2).

Uma vez estudada toda a matéria, converse sobre o assunto para que ele seja fixado. Alguns minutos são suficientes para revisar o conceito aprendido. É uma questão de hábito utilizar fatos do dia a dia para ensinar as crianças.

a
• **DESCOBRIMENTO DO BRASIL**
• Os portugueses eram grandes navegadores. Nessa época o rei de Portugal chamava-se Dom Manuel I e queria expandir o império. Pedro Álvares Cabral era um navegador que saiu de Portugal pelo rio Tejo, com caravelas em direção às Indias. O objetivo era a compra das especiarias encontradas nas Indias. Mas foi necessário mudar de rota devido às tempestades e mar agitado. Após vários dias navegando foi avistada uma montanha ao longe. Era o Monte Pascal. No dia 22 de abril de 1500 foi descoberto o Brasil.

b
• Pedro Álvares Cabral
• Saiu de Portugal
• Ia para Indias
• Mudou de caminho
• Avistou Monte Pascal
• Chegou ao Brasil
• 22 de abril de 1500

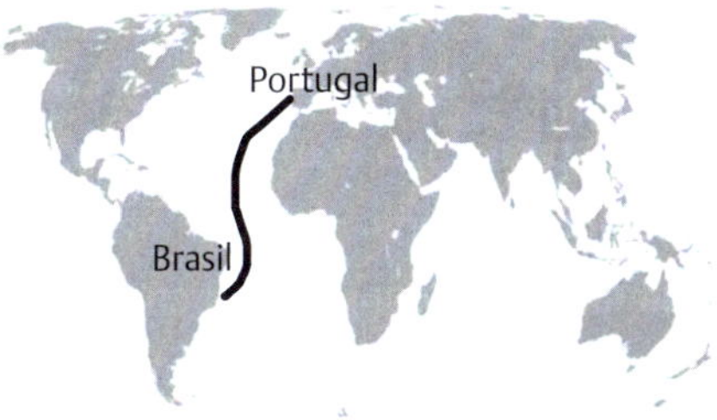

Fig. 4-2. Exemplo de adaptação pedagógica para crianças com dificuldade escolar.

Por exemplo, comente com o seu filho: "Você viu as manifestações populares sobre o descontentamento da população com o governo?"

O presidente acabou saindo do governo. Uma coisa parecida aconteceu há muito tempo, quando a população estava descontente com o governo de Dom Pedro I e ele desistiu (abdicou) de ser o imperador. O governo passou, então, para o seu filho, mas como ele só tinha 5 anos foi preciso uma equipe de regentes para governar o país (Período da Regência)".

Quando a criança associa a matéria que está estudando a fatos que ela já conhece, fica mais fácil entender o assunto. A todo momento a criança pode aprender. Por exemplo, quando encontrar uma lagarta no jardim você tem duas opções:

OPÇÃO A:

- Detesto lagarta, são bichos nojentos, comem as plantas. Vou matar essa agora mesmo.

OPÇÃO B:

- Olha, uma lagarta! Ela está procurando um lugar para fazer um casulo e virar borboleta. O processo de transformação de lagarta para borboleta chama-se metamorfose. Vamos guardar a lagarta em um pote e acompanhar todo o processo? Vai ser muito interessante.

Projetos em casa são ótimas opções para ensinar as crianças e mostrar que aprender é divertido. Toda criança adora atividades e projetos, principalmente se os pais participarem.

Além disso, existem inúmeros vídeos que podem ser assistidos *on-line* gratuitamente. Praticamente todos os assuntos podem ser encontrados. Livros são muito importantes, mas a complementação com algum elemento audiovisual pode ser extremamente útil. Um texto sobre vulcões pode ser completíssimo, mas um vídeo mostrando um vulcão em erupção ajudará muito a sedimentar o conhecimento. Para a maioria dos pacientes, lembrar das imagens do vulcão expelindo lava é mais fácil do que lembrar a descrição de como a lava é expelida.

Para finalizar, estimule a criança a ler. Leitura é muito importante. Pode ser qualquer tipo de leitura: livros, revistas, histórias em quadrinhos, sessão de esportes do jornal etc. Muitas vezes o aluno erra a resposta porque não entendeu (não soube interpretar) a pergunta. Quem lê bem, terá mais facilidade em todas as matérias.

CAPÍTULO 5

BULLYING

Maria Augusta Montenegro

A influência da autoestima e autoconfiança no aprendizado é muito importante. Uma das piores formas de opressão escolar é o *bullying*. Trata-se de situação gravíssima que pode causar grave sequela emocional ou física. *Bullying* também pode comprometer o rendimento escolar (Shetgiri, 2017).

Bullying é caracterizado por violência física ou psíquica intencional e repetida, causada por indivíduo ou grupo, causando dor e angústia. Geralmente há um desequilíbrio de "poder" entre as partes envolvidas; ou seja, o opressor é considerado com *status* superior em relação ao oprimido.

O desequilíbrio de *status* na escola é estabelecido por pequenas diferenças que para os adultos não parecem ser importantes. Por exemplo, estudar há mais tempo em determinada escola, ser mais forte, mais alto, ter mais amigos, ter *performance* melhor nos esportes, ser convidado frequentemente para festas etc. É interessante observar que na infância tirar notas altas não significa necessariamente uma coisa boa socialmente. Algumas crianças podem sofrer *bullying* justamente por serem alunos aplicados e com notas acima da média da classe.

O opressor geralmente sabe escolher a vítima e geralmente o *bullying* ocorre fora da visão dos adultos e professores. Além disso, a vítima muitas vezes tem medo de pedir ajuda para um adulto; pois, muitas vezes as ameaças de represálias são muito assustadoras.

Ao passo que meninos muitas vezes usam atos físicos para oprimir e humilhar a vítima (empurrões, socos, derrubar livros no chão, apropriar-se de valores etc.); as meninas muitas vezes praticam o chamado *bullying* indireto, caracterizado por isolamento social (proibição de brincar com os outros, boatos falsos sobre a vítima, não convidar para eventos etc.).

É importante lembrar que também há o *cyberbullying*, onde o opressor usa as redes sociais ou mensagens para difamar, intimidar ou agredir a vítima.

Existe um estudo, hoje considerado clássico, que demonstra como a autoestima pode influenciar de forma negativa ou positiva no aprendizado. O estudo de Jane Elliott, uma professora americana da terceira série, mostrou como o racismo tem impacto negativo na autoestima das crianças (e, consequentemente, no rendimento escolar).

O experimento foi realizado, em 1968, um dia após a morte de Martin Luther King Júnior. Para tentar mostrar às crianças como as pessoas da raça negra eram discriminadas, ele dividiu a classe em dois grupos: olhos azuis e olhos castanhos.

No primeiro dia, as crianças com olhos azuis foram consideradas superiores e tinham o direito de oprimir as crianças com olhos castanhos. As crianças com olhos azuis tiveram privilégios como poder pegar mais comida no almoço, brincar no parquinho e ter cinco minutos a mais no recreio. Elas se sentaram nas primeiras carteiras, enquanto as crianças de olhos castanhos se sentaram no fundo da classe.

Durante a aula, as crianças de olhos azuis eram elogiadas, e as de olhos castanhos foram reprimidas pela própria professora. Após alguma resistência inicial das crianças, elas passaram a considerar-se superiores. Do mesmo modo, as crianças de olhos castanhos passaram a se considerar inferiores.

O objetivo era mostrar o que é discriminação, mas os resultados foram muito além disso. As crianças com olhos azuis passaram a apresentar *performance* acadêmica muito superior à das semanas anteriores, enquanto as de olhos castanhos passaram a demonstrar dificuldade em atividade que antes faziam com facilidade.

Na semana seguinte os papéis foram invertidos, e as crianças com olhos castanhos foram consideradas superiores. Os resultados foram parecidos, mas menos intensos. Ficou claro que a o desempenho acadêmico das crianças pode ser afetado positiva ou negativamente, conforme sua autoestima.

No caso do *bullying*, a opressão dos colegas leva à baixa autoestima e, consequentemente, queda no rendimento escolar (Shetgiri, 2017). Estabelecer que o paciente com baixo rendimento escolar é vítima de *bullying* não é fácil. Mesmo quando questionada diretamente (pela família ou professores) a vítima pode negar, por medo de represálias.

Sempre que houver suspeita de *bullying* a equipe de psicologia da escola deve ser acionada. Algumas vezes é preciso monitorizar a vítima durante o recreio para ver como está a dinâmica com os colegas ou se há algum colega que se aproxima para hostilizá-la.

SINAIS QUE PODEM INDICAR QUE A CRIANÇA ESTÁ SOFRENDO *BULLYING*:

- Machucados frequentes, sem explicação convincente;
- "Perda" frequente de material escolar ou objetos pessoais;
- Mudança no comportamento;
- Agressividade em casa;
- Sono agitado, insônia, pesadelos;
- Perda do interesse em participar de atividades sociais;
- Tristeza;
- Dor de cabeça, dor de estômago ou outra queixa física antes de ir para escola;
- Mudança no padrão do apetite (passa a comer muito pouco ou a comer demais);
- Piora no rendimento escolar.

Finalmente, devemos lembrar que professores também podem fazer *bullying* com os alunos. Alguns exemplos são: não deixar ir ao banheiro, comentários depreciativos a respeito do aluno ("Nota baixa, de novo!"), falar que o aluno é burro, que nunca vai aprender, colocar a classe contra o aluno etc.

O desempenho acadêmico da criança vai ser muito melhor se ela gostar do professor e se sentir querida por ele. O *bullying* feito pelo professor pode ser desastroso para a criança.

O tratamento do *bullying* não é fácil. Muitas vezes o agressor também tem problemas emocionais e pode ter sido vítima de *bullying*. As famílias devem ser comunicadas, e ambos (vítima e opressor) devem ser encaminhados para avaliação psicológica. Eventualmente acompanhamento com psiquiatra infantil será necessário para tratar depressão ou ansiedade.

ATRASO DO DESENVOLVIMENTO NEUROPSICOMOTOR

Ana Carolina Coan
Maria Augusta Montenegro

O desenvolvimento neuropsicomotor (DNPM) varia de criança para criança (e depende muito do tipo e quantidade de estímulo oferecido), entretanto, alguns marcos podem ser usados como referência para definir se está tudo bem. Os critérios mais utilizados são os propostos pela escala de Denver II (Frankenburg *et al.*, 1992). Os marcos mais comuns são:

Desenvolvimento motor:

- Sustento cefálico = até 4 meses.
- Sentar-se com apoio = até 6 meses.
- Sentar-se sem apoio = até 7 meses.
- Colocar-se sentado = 9 meses
- Pinça superior = até 10 meses.
- Ficar em pé com apoio = até 10 meses.
- Andar sem apoio = até 15 meses.

Desenvolvimento social adaptativo:

- Olhar o examinador e segui-lo em 180º = 4 meses.
- Sorrir espontaneamente = até 2 meses.
- Levar mão a objetos = até 5 meses.
- Apreensão a estranhos = até 10 meses.

- Bater palma = até 11 meses.
- Dar tchau = 14 meses
- Imitar atividades diárias = até 16 meses.
- Beber no copo sozinho = até 18 meses.

O desenvolvimento da linguagem também deve ser avaliado. Os marcos a seguir ajudam muito na definição sobre atraso de fala.

Desenvolvimento da linguagem:

- 6 meses = lalação.
- 1 ano = primeiras palavras.
- 18 meses = palavra frase (uma palavra significa a frase toda).
- 24 meses = junta duas palavras ("qué papá"; "dá água" etc.).

A criança que apresentou atraso global do DNPM muitas vezes apresenta dificuldade escolar por também apresentar déficit intelectual.

A avaliação formal da cognição é feita pela avaliação neuropsicológica. Idealmente, esta avaliação dever ser feita após os seis anos de idade. A maioria dos testes é aplicada por neuropsicólogo. Portanto, antes dos seis anos de idade, uma alternativa que pode ser útil para estimar o desenvolvimento intelectual é recorrer às características dos desenhos da criança (Nicholls & Kennedy, 1992).

A maioria das crianças apresenta um padrão uniforme do desenvolvimento do desenho (Lowenfeld, 1947). A análise desse padrão é simples e pode ajudar a estimar o desenvolvimento cognitivo na infância (Quadro 6-1, Fig. 6-1). Além disso, pode ser feito rapidamente no consultório durante uma consulta de rotina.

Também existem outras formas que podem ser utilizadas para estimar o desenvolvimento intelectual (Hagan *et al.*, 2007). Em crianças menores de um ano de idade, faz parte do desenvolvimento intelectual a evolução de ações simples, como levar e explorar objetos com a boca, mostrar curiosidade por objetos e tentar pegá-los, chacoalhá-los ou batê-los. A partir de um ano, espera-se que a criança comece a imitar gestos e o uso funcional de objetos, como copo, escova, colher etc. Por

Quadro 6-1. Desenvolvimento do Desenho na Infância

Idade	Características do desenho
2 anos	Rabiscos (depois de alguns meses a criança começa a nomear o que o rabisco representa)
3 anos	Círculo como símbolo universal (pode representar quase tudo)
3 anos	Tentativa de representação da figura humana (círculo com duas pernas)
4 a 5 anos	A figura humana tem mais detalhes, e os desenhos representam histórias ou eventos
6 a 7 anos	Fase da paisagem (linha azul na parte superior representa céu, linha verde na parte inferior representa o chão). Muitas vezes desenham a mesma paisagem inúmeras vezes
8 a 10 anos	Fase do realismo, quando a criança começa a desenhar detalhadamente as coisas (não se contenta com esquematização/simplificação do desenho)
12 anos/ adolescência	Fim do período artístico (frustração por não conseguir desenhar as coisas exatamente como são vistas)

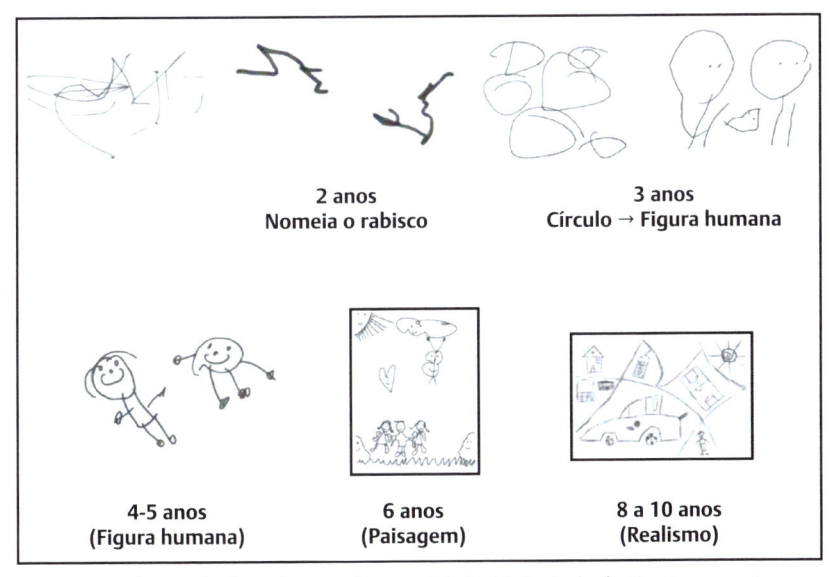

Fig. 6-1. Evolução do desenho, conforme a idade. (Adaptada de Montenegro & Baccin, 2010; com permissão).

volta de 18 meses, a criança passa a ser capaz de "fingir" atividades mais elaboradas, como alimentar um bicho de pelúcia ou boneco. Com dois anos, a maioria das crianças consegue brincar de faz de conta e progressivamente aprende a nomear algumas cores.

Em relação a seguir instruções, por volta de um ano a criança segue comandos simples, como: "pegue a bola". Por volta de 18 meses, a criança é capaz de seguir esses comandos mesmo quando o adulto não usa gestos auxiliares. Com dois anos, é capaz de seguir comandos de duas etapas ("pegue o brinquedo e guarde na caixa").

Sempre que estivermos à frente de paciente com atraso do DNPM precisamos avaliar como está a cognição (inteligência), mas é importante lembrar que nem toda criança com atraso do DNPM apresentará déficit intelectual.

A maioria das crianças com paralisia cerebral cursa com atraso do DNPM, e cerca de 50% delas apresentam inteligência normal (Pakula *et al.*, 2009). Apesar da dificuldade motora, o raciocínio está preservado e o paciente poderá acompanhar a escola sem que o conteúdo das atividades pedagógicas seja adaptado. Eles precisam apenas de adaptações para superar a dificuldade motora (lápis mais grosso, uso de computador para escrever, prova oral etc.).

A cognição de toda criança com atraso motor deve ser avaliada aos 6 anos de idade. É preciso ter muito cuidado e nunca inferir que há déficit cognitivo associado ao déficit motor, sem que a inteligência seja formalmente avaliada (Pakula *et al.*, 2009).

Entretanto, o oposto também pode ocorrer. Existem crianças sem atraso motor, mas com déficit intelectual.

Ao contrário da criança com atraso global do DNPM, a criança com cognição limítrofe ou déficit intelectual isolado não apresenta atraso motor evidente. Portanto, a dificuldade cognitiva pode passar despercebida nos primeiros anos de vida, porque o paciente apresentará todos os marcos do desenvolvimento motor no momento esperado (sentar-se, ficar em pé, andar etc.). Eventualmente pode haver atraso de fala, mas nos casos de dificuldade leve às vezes nem isto ocorre. Ou seja, muitas vezes os primeiros sintomas de deficiência intelectual isolada serão apresentados apenas na pré-escola (American Psychiatric Association, 2013).

Os professores começam a observar que a criança não acompanha as brincadeiras ou atividades propostas. Também é muito interessante notar que, algumas vezes, as próprias crianças da mesma idade percebem que há alguma coisa errada. Isto é observado na sala de aula, quando as crianças se aproximam do aluno com dificuldade com o intuito de ajudá-lo, protegê-lo ou até mesmo "cuidam" do colega.

O diagnóstico de cognição limítrofe ou déficit intelectual isolado é feito pela avaliação neuropsicológica, conjuntamente com a avaliação clínica. O diagnóstico de certeza geralmente só pode ser confirmado a partir dos seis anos de idade.

Apesar de haver críticas sobre o real valor de definirmos a cognição (inteligência) através da medida do QI (quociente de inteligência), esta ainda é uma ferramenta útil. Em crianças, o QI é mais comumente medido durante a avaliação neuropsicológica por um teste que se chama WISC (Wechsler Intelligence Scale for Children; Kaufman *et al.*, 2015). A pontuação do WISC define a classificação da cognição (Quadro 6-2).

Uma vez definido que há algum tipo de dificuldade motora ou cognitiva, qual a idade certa para se iniciar a estimulação?

O ideal é intervenção precoce. Ou seja, a estimulação dever ser iniciada imediatamente após o diagnóstico (ou mesmo suspeita) de algum atraso (motor, cognitivo ou de linguagem; Guralnick, 2017).

Quadro 6-2. Interpretação do Resultado da Avaliação do QI

QI total	Diagnóstico
> 130	Muito superior
120-129	Superior
80-119	Normal
70-79	Limítrofe
< 69	Deficiência intelectual

Caso haja suspeita de alteração da cognição em crianças abaixo de seis anos, o processo de estimulação precoce deve ser iniciado imediatamente. Nunca aguarde a confirmação diagnóstica após os seis anos para iniciar a estimulação da criança.

Em alguns casos a estimulação pode ser iniciada antes mesmo do diagnóstico de alguma alteração neurológica. Crianças com fator de risco para atraso do DNPM (p. ex., diagnóstico de doença genética que sabidamente apresenta alterações neurológicas, lesões cerebrais congênitas ou adquiridas nos primeiros anos de vida etc.) devem iniciar intervenção precoce o quanto antes (Guralnick, 2017).

Por exemplo, sequela motora é a mais comum em prematuros. Portanto, muitos protocolos sugerem início da fisioterapia motora assim que o recém-nascido tem alta do berçário. Mesmo antes de apresentar qualquer sintoma de atraso do DNPM. O objetivo é estimular a plasticidade neuronal (capacidade cerebral de se adaptar e se recuperar de insultos no início da vida; Javier *et al.*, 2012).

Estimulação precoce e adequada é tão importante que a falta de estímulo no início da vida pode causar atraso do desenvolvimento neuropsicomotor em uma criança normal. Inclusive, já foi demonstrado que privação de estímulo pode causar alterações duradouras, até a vida adulta.

Crianças que passaram os primeiros anos da infância em orfanatos da Romênia foram adotadas após o fim do Comunismo naquele país. Essas crianças foram acompanhadas ao longo da vida por um grupo de médicos e psicólogos ingleses. Ficou claro que a situação dos abrigos da Romênia era muito precária e não houve estímulo adequado. O estudo demonstrou que houve grande e rápida melhora no DNPM das crianças tão logo elas eram adotadas e passavam a morar em um lar seguro e com estímulo adequado. Entretanto, em muitos casos essa recuperação não foi completa. Muitas crianças apresentaram problemas pedagógicos e psicológicos (Kaler & Freeman, 1994). Portanto, falta de estímulo adequado pode trazer consequências devastadoras.

A criança com atraso do DNPM ou déficit intelectual isolado deve ser acompanhada por equipe multidisciplinar. Vários profissionais (fonoaudiólogo, fisioterapeuta, terapeuta ocupacional, psicopedagogo, psicólogo etc.) poderão ajudar na melhora do desempenho dessas crianças.

Mas não podemos esquecer que a família da criança também tem um papel fundamental na estimulação. É claro que a família de uma criança com atraso do DNPM ou déficit intelectual geralmente sente-se sobrecarregada. Terapias, escola e aulas extras são cansativas não só para o paciente, mas também para os pais que precisam se desdobrar para levá-los para todos esses compromissos. Mas o resultado das terapias será muito melhor se a família puder participar da reabilitação da criança (Guralnick, 2017).

O ideal é que os profissionais (fisioterapeuta, fonoaudiólogo, terapeuta ocupacional, psicólogo etc.) passem atividades e exercícios para as crianças fazerem em casa com os pais.

Além disso, é importante lembrar que estímulo não ocorre só na terapia. Estamos estimulando a criança toda vez que conversamos, brincamos, sentamo-nos no chão para brincar, quando a colocamos descalça para pisar na grama ou areia, oferecemos diferentes objetos para manusear etc. Quanto mais cedo e frequente o estímulo, melhor o resultado (Guralnick, 2017).

SUGESTÕES PARA ADAPTAÇÃO NA ESCOLA:

- Sentar-se na frente.
- Considerar tutor pedagógico.
- Explicar a matéria mais vezes.
- Adaptar o conteúdo pedagógico e das provas.
- Deixar as instruções claras, com explicações objetivas utilizando vocabulário simples.
- Perguntas diretas, textos curtos.
- Valorizar o esforço, não o resultado.
- Não comparar a criança com os colegas que não tem nenhuma dificuldade.
- Ter um plano pedagógico individualizado.
- Estabelecer metas realísticas para cada bimestre, e saber apreciar as conquistas (mesmo quando modestas).
- Dividir uma tarefa grande em várias tarefas pequenas.
- Usar matérias concreto, por exemplo material dourado, palitos para contar, etc.
- Utilizar recursos audiovisuais.
- Proteger contra *bullying*, pois, são alvos fáceis.

ALTAS HABILIDADES

Maria Augusta Montenegro

Antes de começar a discussão sobre altas habilidades, é importante lembrar de que não devemos confundir alta habilidade (cognição superior) com o "savantismo".

No savantismo, o "*savant*" é o paciente com deficiência intelectual grave (ou transtorno do espectro autista grave) incapaz de realizar tarefas simples, com necessidade de supervisão para as atividades do dia a dia, mas que apresenta algum talento absolutamente fora do comum.

Por exemplo, toca piano maravilhosamente bem (sem nunca ter estudado); calcula o ano de nascimento da pessoa em segundos a partir da sua idade (mas não consegue somar 4 + 5); sabe qual dia da semana caiu uma específica data etc.

O paciente com alta habilidade apresenta o desenvolvimento neuropsicomotor (DNPM) normal, mas sua inteligência é muito superior ao esperado para sua idade. Alta habilidade (antigamente chamado de criança superdotada) é definida como QI igual ou superior a 130. O QI é medido durante a avaliação neuropsicológica por um teste que se chama WISC (*Wechsler Intelligence Scale for Children*). A pontuação do WISC define a classificação da cognição (Quadro 7-1).

A avaliação do QI deve ser feita idealmente após seis anos de idade; portanto, o diagnóstico de certeza acaba sendo feito apenas após esta idade.

Quadro 7-1. Interpretação do Resultado da Avaliação do QI

QI total	Diagnóstico
> 130	Muito superior
120-129	Superior
80-119	Normal
70-79	Limítrofe
< 69	Deficiência intelectual

Não podemos esquecer que as crianças normais também podem ser muito espertas, e aos olhos de alguns pais o filho pode parecer um prodígio. Portanto, antes de qualquer diagnóstico é importante a confirmação com avaliação neuropsicológica formal.

Ao contrário do atraso do DNPM, onde há pressa em fazer o diagnóstico, no caso de altas habilidades devemos ir com calma. O diagnóstico não deve ser precipitado e esperar até os seis anos para aplicação dos testes pode ser uma boa alternativa na maioria das vezes.

É claro que se o paciente mostrar sinais de interesse além do esperado para idade, podemos estimulá-lo a desenvolver suas habilidades. Entretanto, rotulá-lo de "gênio" precocemente pode fazer mais mal do que bem.

Apesar da cognição superior, o paciente com alta habilidade também pode ter dificuldade escolar. Não é incomum que essas crianças apresentem notas baixas, desinteresse nas aulas, interrupções frequentes ao professor, conflito com os colegas etc.

Inclusive, pacientes com altas habilidades podem apresentar comorbidades, como transtorno de déficit de atenção e hiperatividade, transtorno do espectro autista, ansiedade etc. (Cordeiro *et al.*, 2011).

A presença de alta habilidade geralmente é subdiagnosticada. Uma das maiores dificuldades é que a comorbidade muitas vezes é identificada em primeiro lugar. Consequentemente, todos os sintomas acabam sendo atribuídos ao problema identificado (transtorno do déficit de atenção e hiperatividade, por exemplo). Muitas vezes, se o paciente não for avaliado com cuidado, a comorbidade atrapalha a identificação da cognição superior.

A avaliação neuropsicológica é fundamental para definir o diagnóstico. Não só a presença de alta habilidade, mas também qual o tipo de habilidade (nem sempre a criança tem cognição superior em todas as esferas do conhecimento).

Muitas vezes o paciente tem alta habilidade em matemática, mas o desempenho em outras matérias é normal. Portanto, a criança pode ter um desempenho fenomenal em matemática e ao mesmo tempo apresentar notas regulares em outras matérias. Assim, tanto os professores como os pais não vão suspeitar da possibilidade de alta habilidade (no caso em matemática) em uma criança que tira nota 6 em geografia.

Algumas características podem ajudar na identificação do paciente com habilidades especiais:

- Linguagem avançada para idade;
- Alfabetização precoce;
- Uso de frases complexas, muito elaboradas;
- Fala com gramática acima do esperado para idade;
- Curiosidade intensa, pergunta como as coisas funcionam;
- Fala de forma sofisticada com adultos, mas sabe falar de forma mais simples com crianças pequenas;
- "Hiperfoco" em atividades específicas;
- Memória excelente;
- Desinteresse pela escola, pois, "é muito fácil";
- Conhecimento profundo sobre um ou mais tópicos;
- Capacidade de entender respostas complexas;
- Habilidade motora acima do esperado para idade;
- Grande habilidade de interagir e conversar com adultos.

Uma característica comum do paciente com alta habilidade é a capacidade de estabelecer estratégias próprias para o aprendizado. Inclusive, muitas vezes o paciente prefere aprender ou solucionar problemas usando suas próprias estratégias. Isto pode causar grande conflito na escola; pois, os professores geralmente esperam que a criança use as estratégias preestabelecidas pela escola.

Para a criança com alta habilidade, pode ser muito difícil entender por que é preciso usar uma determinada estratégia para solucionar o problema e chegar à resposta certa. Inclusive, a estratégia desenvolvida pela criança com alta habilidade costuma ser muito mais rápida e eficaz.

Por exemplo, para o paciente com alta habilidade, não é fácil entender por que precisamos escrever toda a equação matemática, demonstrando o raciocínio, se é mais fácil e rápido fazer a conta de cabeça. O resultado está certo; portanto, o professor deveria aceitar a resposta.

As atividades pedagógicas do paciente com alta habilidade devem ser definidas por equipe pedagógica com experiência no assunto. Um aspecto importante é não cair na tentação de "pular um ou dois anos" na escola. Na maioria dos casos, frequentar a escola com alunos da mesma faixa etária é muito importante. Crianças com cognição superior muitas vezes têm dificuldade de socialização e colocá-las em uma classe onde os outros alunos são um ou dois anos mais velhos só vai piorar a situação.

Infelizmente no Brasil as escolas não têm programas especiais para crianças com alta habilidade. Uma alternativa é encorajar a criança a participar de projetos como olimpíadas de matemática, campeonatos sobre conhecimentos gerais, clube de robótica etc.

O apoio de tutores, que possam desenvolver as habilidades da criança, motivá-la e desafiá-la com novos projetos, também pode ser muito útil.

SUGESTÕES PARA ADAPTAÇÃO NA ESCOLA:

- Elogiar o esforço e não apenas a inteligência. Não basta ser inteligente, é preciso, também, ser esforçado.
- Estimular atividades extracurriculares.
- Incentivar a criança a ir além do que foi dado na sala de aula (e estar disponível para a criança mostrar o que aprendeu a mais).
- Nunca comparar os colegas ao aluno que tem cognição superior (para não gerar ciúme ou implicância dos outros alunos).
- Lembrar que o aluno com altas habilidades pode não ter rendimento acima da média em todas as matérias.
- Auxiliar suas habilidades sociais; pois, muitas vezes, há dificuldade de socialização. Por exemplo: ensine que vai ser difícil fazer amigos se ele só quiser conversar sobre física. As crianças preferem falar sobre esportes, *videogame*, programas da televisão etc.

DISORTOGRAFIA, DISGRAFIA E DISCALCULIA

Laura Gomes Valli ▪ Milena Garcia
Maria Augusta Montenegro

Discalculia e disortografia são transtornos do neurodesenvolvimento; isto é, transtornos que tipicamente se manifestam durante o período de desenvolvimento da criança e acarretam prejuízo nos funcionamentos pessoal, social, acadêmico e, futuramente, profissional.

Integram o grupo ao que chamamos de transtornos específicos do aprendizado, juntamente com a dislexia (ver capítulo específico). Discalculia e disortografia estão relacionadas com a dificuldade específica e persistente na matemática e escrita, respectivamente (American Psychiatric Association, 2013).

A disgrafia é um transtorno também relacionado com a escrita, no entanto, relativo ao traçado. É a "letra feia", geralmente associado a problemas de coordenação motora fina (Feder & Majnemer, 2007). Esses transtornos se manifestam de forma geral, durante os anos de escolaridade formal, podendo ter indícios antes mesmo da alfabetização. A causa ainda é indefinida (American Psychiatric Association, 2013).

Segundo o Manual Diagnóstico e Estatístico de Transtornos Mentais 5ª edição (DSM-V), as dificuldades devem persistir por pelo menos 6 meses, apesar de intervenções dirigidas, e a *performance* do paciente deve estar substancialmente abaixo do esperado para a idade. Também não deve ser causada por outros déficits, como déficit visual ou auditivo, transtornos mentais ou neurológicos, por adversidades psicossociais ou por instruções educacional e pedagógica inadequadas.

Vale lembrar que estes transtornos podem ocorrer em indivíduos com altas habilidades intelectuais, não relacionado, portanto, com a inteligência. Dessa forma apenas quando as demandas escolares ou sociais são elevadas a ponto de não poderem ser vencidas por estratégias compensatórias, iremos notar a "diferença" da criança comparada às demais da mesma idade (American Psychiatric Association, 2013).

Para a maioria (apesar de melhora parcial após intervenção terapêutica) trata-se de transtornos duradouros, que perdurarão até a vida adulta, e poderão acarretar prejuízos acadêmico, profissional, além de levar à ansiedade, baixa autoestima e desmotivação (American Psychiatric Association, 2013).

DISORTOGRAFIA

A disortografia é um transtorno específico da habilidade da escrita, caracterizado pela dificuldade na composição correta da palavra, com erros ortográficos frequentes, erros de gramática e pontuação (American Psychiatric Association, 2013). Há falta de clareza e organização textual, com construção de frases pobres e curtas, sem necessariamente ter prejuízo do traçado ou da forma da letra (Coelho, 2013).

Sua prevalência é incerta, porém, acredita-se que acometa mais os meninos (Chung *et al.*, 2019).

SINAIS E SINTOMAS SUGESTIVOS DE DISORTOGRAFIA (Coelho, 2013):
- Pouco interesse pela escrita.
- Textos curtos, com organização pobre.
- Pontuação inadequada.
- Erros ortográficos: adição, omissão ou inversão de letras, sílabas ou palavras.
- Troca de símbolos com sons parecidos ("faca"/"vaca").
- Troca de letras visualmente semelhantes ("b"/"d").
- Omite letras que não possuem correspondência sonora ("h").
- Confunde os sons que apresentam dupla grafia ("ch"/"x").
- Espaçamentos de palavras incorretos em uma frase ("ocarro").
- Se esquece de iniciar frase com letra maiúscula.
- Erra na separação de sílabas.

A causa da disortrografia ainda não está estabelecida, acredita-se que a capacidade de identificar os fonemas, isto é, o som das letras e das sílabas, e representá-los na forma escrita, está prejudicada nessas crianças (Chung *et al.*, 2019).

Quanto mais cedo o diagnóstico, mais precoce a intervenção, a fim de minimizar os aspectos adversos e consequências do transtorno, e maximizar as habilidades da criança (Silva, 2020). É preciso diferenciar as dificuldades normais e temporárias do processo de alfabetização, de um transtorno específico da escrita. Para isso avaliações clínica, neuropsicológica e fonoaudiológica são necessárias (Chung *et al.*, 2019). Não há teste diagnóstico específico.

Disortografia geralmente está associada à dislexia, porém pode ocorrer isoladamente (American Psychiatric Association, 2013). É sabido também que há grande associação com transtorno do déficit de atenção e hiperatividade.

As intervenções terapêuticas devem ultrapassar o contexto escolar, com fundamental importância da participação familiar. Ela pode oferecer atividades de escrita cativantes, fora do ambiente educacional, para que o indivíduo compreenda que escrever pode ser uma experiência agradável e divertida (Chung *et al.*, 2019).

As intervenções dirigidas, aplicadas por fonoaudiólogos e pedagogos, devem focar nas percepções auditiva e visual, além de estimular a concentração (Silva, 2020). Lembrar que transtornos associados, como a ansiedade, devem ser adequadamente abordados.

> **SUGESTÕES PARA ADAPTAÇÕES NA ESCOLA:**
> - Aumentar tempo para respostas.
> - Dar preferência para expressar seu pensamento de forma oral.
> - Apoio tecnológico: *tablets*, computadores.
> - Estimular a escrita correta.
> - Elogiar quando oportuno.
> - Não reprimir os erros.
> - Permitir uso de programas com corretor de texto (verificação ortográfica automática).

O uso de auxiliares tecnológicos em terapias e no ambiente escolar, incluindo verificação ortográfica automatizada, *software* de reconhecimento de voz em texto, *tablets*, podem diminuir o estresse da escrita, no entanto, não abordam as dificuldades de uma forma precisa (Chung *et al.*, 2019). Entretanto, atualmente muitas escolas já utilizam plataformas digitais para realização de trabalhos e tarefas, e o uso de corretor automático da ortografia está cada vez mais difundido.

DISGRAFIA

As crianças passam mais da metade do período na escola executando atividades que demandam habilidades motoras, como a escrita, sendo esta a principal forma de comunicação gráfica (Feder & Majnemer, 2007). Dificuldades nessa aptidão interferem de forma contundente no desempenho acadêmico e no progresso pessoal (Biotteau *et al.*, 2019).

A disgrafia é definida como um transtorno da caligrafia, apesar da adequada instrução, em desacordo com a idade e capacidade de raciocínio (Biotteau *et al.*, 2019; Chung *et al.*, 2019). É comum que a letra manuscrita seja interpretada erroneamente como um reflexo da inteligência, e crianças com disgrafia sejam rotuladas como "desleixadas" e "preguiçosas". Isto leva à baixa autoestima e desmotivação com impacto negativo no comportamento social (Chung *et al.*, 2019; Feder & Majnemer, 2007).

O distúrbio é pouco compreendido e geralmente não diagnosticado (Chung *et al.*, 2019). Estima-se que a disgrafia atinja cerca de 10 a 30% das crianças em idade escolar, com discreta predileção pelo sexo masculino (Biotteau *et al.*, 2019; Chung *et al.*, 2019).

O desenvolvimento da caligrafia começa antes mesmo da idade escolar, por volta dos 2 anos, na forma de rabiscos e traços verticais. Aos 3 anos, evolui para o desenho de formas, como círculos, e passa para imitação e cópia de uma forma de cruz aos 4 anos, e um quadrado aos 5 anos. Dessa forma as crianças desenvolvem habilidades de coordenação e visão-espacial necessária para a transcrição.

Na idade escolar a qualidade da caligrafia se desenvolve mais rapidamente, com início entre 6 e 7 anos, período em que a criança se familiariza com a relação entre sons e fonemas, enquanto continua a desenvolver novas habilidades motoras. Entre 8 e 9 anos a caligrafia torna-se automática e organizada (Chung *et al.*, 2019; Feder & Majnemer, 2007).

É interessante lembrar que para que a escrita fique automática e mais rápida, pode haver uma discreta piora transitória na caligrafia da criança. Enquanto um aluno do primeiro ano, ainda em fase de alfabetização, escreve de forma muito lenta, praticamente "desenhando" cada letra; um aluno mais velho já escreve de forma mais rápida, eventualmente com discreta piora na caligrafia (não há tempo para "desenhar" cada letra lentamente). Isto é um padrão normal, apresentado por muitas crianças sem dificuldade escolar.

Para a escrita adequada é necessária a integração de diversos componentes, como controle motor fino, percepção visual, sensibilidade e atenção. Além disso o ambiente exerce importante função, isto inclui uma boa postura, de preferência sentada, com altura da cadeira sob a mesa ajustada, iluminação adequada, controle de ruídos, distância para a lousa, e o quanto a criança tem que escrever (Feder & Majnemer, 2007).

Geralmente os pacientes sentem dor ao escrever e evitam o ato. Os sintomas podem ser variados, a depender se a criança apresentar associado outros transtornos, como dislexia e transtorno do déficit de atenção e hiperatividade, qual o tipo de déficit motor, além da idade e gênero. A disgrafia também sofre influência de fatores sociais, como o próprio hábito de escrever (Biotteau *et al.*, 2019).

SINAIS E SINTOMAS SUGESTIVOS DE DISGRAFIA:

- Pacientes entre 3 e 5 anos:
  - Dificuldade em desenhar e pintar.
  - Dificuldade em utilizar tesoura.
  - Dificuldade em amarrar os sapatos ou abotoar roupa.
  - Dificuldade em brincadeiras que exigem coordenação motora fina.
- Pacientes acima de 5 anos de idade:
  - Letras muito grandes ou pequenas.
  - Letras distantes ou sobrepostas.
  - Falha em respeitar a linha e margem.
  - Problemas com espaçamentos na frase.
  - Pressão inadequada ao papel, criando vincos ou traçado muito suaves.
  - Velocidade de escrita muito lenta ou rápida demais.

A avaliação neuropsicológica pode ser útil para documentar se há dificuldade cognitiva ou de linguagem. Entretanto, não há um exame específico para o diagnóstico da disgrafia; sendo este com base na observação da criança por pais, professores, pediatra e neuropediatra (Biotteau *et al.*, 2019; Chung *et al.*, 2019). É avaliada a legibilidade da letra e velocidade da escrita (Feder & Majnemer, 2007), por evidências obtidas junto à escola, relatórios, revisão de trabalhos realizados em diferentes contextos (Chung *et al.*, 2019).

É preciso diferenciar disgrafia de condições que levam a adversidades motoras específicas, como hipotonia, distonia, paralisia cerebral (Chung *et al.*, 2019; Guerrini *et al.*, 2015). Entretanto, disgrafia pode ocorrer de forma isolada ou em associação com outros transtornos do aprendizado, como dislexia e discalculia, ou ainda ao transtorno do espectro autista (Chung *et al.*, 2019). Cerca de 50% das crianças com transtorno de déficit de atenção e hiperatividade tem dificuldade com a escrita e dificuldade motora fina, e quase metade das crianças com transtorno do desenvolvimento da coordenação apresentam disgrafia (Biotteau *et al.*, 2019; Chung *et al.*, 2019; Feder & Majnemer, 2007).

O tratamento é baseado na terapia ocupacional. A reabilitação deve focar em componentes visuais e motores, levando em consideração a postura das mãos, a pressão e a inclinação da caneta (Chung *et al.*, 2019). A observação de escritores através de vídeos mostra maior eficácia do que modelos estáticos ou tracejados (Biotteau *et al.*, 2019; Chung *et al.*, 2019). Uma boa estratégia é modificar a percepção sobre a sua escrita, utilizando-se de caneta falsa ou sem tinta, permitindo o foco somente no movimento das mãos e instrumento, sem o traço visual (Biotteau *et al.*, 2019; Chuang *et al.*, 2019).

A exploração digital de letras em relevo parece melhorar o componente sensitivo (Biotteau *et al.*, 2019), assim como uso de lápis maiores, com alças, e papéis especiais com linhas elevadas para fornecer *feedback* tátil. Atividades motoras para aumentar a coordenação das mãos e força incluem traçar, desenhar em labirintos e brincar de argila ou massinha, bem como exercícios de bater com os dedos e esfregar ou apertar as mãos (Chuang *et al.*, 2019).

A família deve oferecer atividades de escrita atraentes, fora do ambiente educacional, para que o indivíduo possa aprender que escrever pode ser uma experiência prazerosa, diminuindo o estresse relacionado à escrita (Chung *et al.*, 2019).

> **SUGESTÕES PARA ADAPTAÇÕES NA ESCOLA:**
> - Permitir uso de computador ou *tablet*.
> - Diminuir o volume de trabalho escrito.
> - Fornecer material já impresso, para evitar necessidade de cópia.
> - Permitir realização de prova oral quando necessário.
> - Permitir o uso da letra de forma quando esta for mais confortável.
> - Não descontar ponto devido a dificuldade de compreensão da letra.
> - Nunca achar que se trata apenas de falta de capricho.
> - Não utilizar cadernos de caligrafia como punição.
> - Adequar o material escolar, lápis ou caneta.

DISCALCULIA

A discalculia é o termo usado quando há dificuldade na compreensão e manipulação dos números, ou na matemática, durante o período de desenvolvimento, podendo persistir até a vida adulta (American Psychiatric Association, 2013).

A matemática está inserida no nosso dia a dia, de diversas formas. Na organização do tempo e verificação das horas, no calendário, na manipulação de dinheiro, ao anotar um endereço, em uma receita de bolo. Sob o formato de números arábicos ("3"), Romanos ("III"), magnitude ou ordem ("terceiro"), palavras com sentido numérico ("trio" por exemplo; Kucian & von Aster, 2015). Prejuízos nesse domínio têm um impacto negativo tanto nas atividades de vida diária, quanto na escola e carreira profissional, atualmente ainda mais crucial com o aumento da tecnologia (Kucian & von Aster, 2015). É importante salientar que estas dificuldades não estão relacionadas com preguiça, desmotivação ou desinteresse.

Aproximadamente 3 a 6% das crianças são afetadas, havendo discreto predomínio em meninas (Haberstroh & Schulte-Körne, 2019). O padrão da dificuldade é muito variado entre os pacientes, o que aumenta o desafio no diagnóstico e intervenção (Kucian & von Aster, 2015). Desde muito pequena a criança é capaz de detectar a diferença de quantidades dispostas aleatoriamente, até no máximo quatro, e aprendem efetivamente a contar durante a idade pré-escolar. Aos 3 ou 4 anos são capazes de aplicar a "contagem" a objetos, amadurecendo o conceito abstrato dos números; também aprendem o que cada nome simboliza. No jardim de infância passam a contar até 10, respeitando a sua ordem. É no primeiro ano do ensino fundamental que os nomes são, finalmente, vinculados aos algarismos arábicos; e passam a entender que a subtração ou adição de um dígito resultará em um número menor ou maior, descobrindo a vantagem do uso de dedos para os cálculos. O aprimoramento desta habilidade leva mais três ou quatro anos (Kucian & von Aster, 2015; Rapin, 2016).

É possível perceber sinais de discalculia antes mesmo da idade escolar. A criança demonstra dificuldade em conectar os números às quantidades que eles representam, além de problemas para contar e comparar. Na idade escolar, quando se iniciam os cálculos propriamente ditos, as operações são árduas, pois a compreensão dos números não foi completamente assimilada. É custoso, além do normal, memorizar a tabuada e utiliza-se do "contar de dedos" repetidamente, por tempo prolongado e para contas simples (Haberstroh & Schulte-Körne, 2019).

DIFICULDADES EM DIFERENTES PARTES DA COMPREENSÃO NUMÉRICA:

- Contagem e sequência dos números.
- Compreensão da magnitude (maior/menor).
- Escrita de números.
- Entendimento de palavras numéricas, dígitos e quantidade.
- Compreensão de fórmulas e regras matemáticas.
- Diferenciação direita/esquerda e direções.
- Verificar horas em relógio de ponteiro.
- Lidar com dinheiro.
- Interpretação de problemas matemáticos.
- Uso de compasso e calculadora.

Estas dificuldades podem conduzir, em casos extremos, a uma fobia à matemática; e algumas crianças desenvolvem transtornos, como ansiedade, depressão e comportamento agressivo (Kucian *et al.*, 2015).

Para o diagnóstico da discalculia é necessária a história clínica e familiar detalhada para poder estabelecer se a dificuldade é ou não parte do processo normal do desenvolvimento; pois a maioria das crianças luta com números e cálculos no início da vida escolar. Alguns pacientes são apenas mais lentos e não necessariamente apresentam discalculia. Não há testes específicos, mas avaliação neuropsicológica e médica pode direcionar o diagnóstico. Lembrar que a dificuldade não pode ser causada por déficits intelectual, visual, auditivo ou outro transtorno neurológico que justifique o quadro (Kucian & von Aster, 2015).

No diagnóstico diferencial, outras causas potenciais de dificuldade na execução de tarefas matemáticas devem ser descartadas, por exemplo: erro pedagógico, mudanças frequentes de professores, oportunidades insuficientes de aprendizado e apoio (conflitos familiares, distúrbios de aprendizagem na família) (Haberstroh & Schulte-Körne, 2019).

Assim como outros transtornos da aprendizagem, pacientes com discalculia podem apresentar frequentemente disortografia ou dislexia. Além disso, outros transtornos, como transtorno de déficit de atenção e hiperatividade, também são comuns (Kucian & von Aster, 2015).

A reabilitação deve ser precoce para atingir melhores resultados, e a equipe de educadores tem papel fundamental. As terapias devem ser individualizadas, focadas no tipo de dificuldade da criança, incluindo atividades curriculares e não curriculares, expondo-a repetidas vezes às mesmas. A motivação é maior quando é estimulada com recompensas e quando há diminuição da ansiedade relacionada com as atividades, nesta última com auxílio importante de *tablets* e computadores, que tornam a atividade mais prazerosa. No entanto, as atividades que se utilizam da tecnologia devem ser usadas como suplementar a forma tradicional (Kucian & von Aster, 2015; Haberstroh & Schulte-Körne, 2019).

À equipe médica cabe tratar as comorbidades que podem estar associadas, como ansiedade e transtorno de déficit de atenção e hiperatividade.

> **SUGESTÕES PARA ADAPTAÇÕES NA ESCOLA:**
> - Permitir uso de calculadora e consulta da tabuada.
> - Uso de materiais concretos, como cubos e triângulos, para ensino de geometria.
> - Estudar matemática relacionada com as atividades prazerosas, como esportes (contar jogadores, placar de gols etc.).
> - Aplicar conceitos matemáticos no dia a dia (frações em receitas culinárias: meia xícara, 1/8 da pizza = uma fatia etc.).
> - Permitir tempo extra nas provas.
> - Sentar-se na frente.

DISLEXIA

CAPÍTULO 9

Milena Garcia
Laura Gomes Valli
Maria Augusta Montenegro

A dislexia é uma dificuldade persistente de leitura caracterizada por problemas no reconhecimento de palavras, dificuldades de decodificação e de ortografia. Há dificuldade em identificar cada som isoladamente dentro de cada palavra, além de dificuldade em entender que cada letra representa um som diferente. Como consequência, pode haver menor compreensão do que é lido, e o indivíduo terá menos experiências de leitura, causando vocabulário reduzido (Boada *et al.*, 2012).

A dislexia faz parte dos Transtornos de Aprendizagem. É importante garantir que a dificuldade de leitura não seja explicada por déficit intelectual, adversidade psicossocial ou questões mais simples, como falta de proficiência na língua, falta de motivação e até mesmo acuidade visual ou auditiva não corrigida.

Trata-se de condição que frequentemente pode ocorrer mais de uma vez na mesma família, ou seja, provavelmente sua etiologia possui componente genético (Friend *et al.*, 2008). Diversas pesquisas tentaram encontrar genes que pudessem ser responsáveis pela dislexia, porém os resultados não foram reproduzíveis. Assim, a relação entre um gene específico, a habilidade de leitura e a dislexia não está bem estabelecida (D'Mello & Gabrieli, 2018).

Na tentativa de entender melhor o que ocorre no cérebro de uma pessoa com dislexia, diversos estudos de neuroimagem estrutural e funcional foram realizados. No hemisfério cerebral esquerdo, conexões entre as regiões frontal, temporoparietal e occipitotemporal formam a chamada "rede de leitura" (Price, 2012). A região frontal esquerda está relacionada com muitos aspectos da linguagem e da leitura, como processamentos fonológico e semântico, memória de trabalho verbal, leitura silenciosa e planejamento da fala.

A região temporoparietal esquerda é importante no mapeamento grafema para fonema (mapeamento de letras impressas para sons individuais). Já a região occipitotemporal é importante no processamento visual automático da palavra impressa. Cada região é importante para determinado aspecto: processamento fonológico, detecção visual da palavra e entendimento de significado. Essa rede de leitura se aprimora durante o desenvolvimento e é responsável pela habilidade de leitura (Dehaene *et al.*, 2010).

Diversos estudos demonstraram que em pacientes com dislexia, há menor ativação das regiões occipitotemporal e temporoparietal esquerdas. Já na região frontal inferior esquerda, pode haver uma hiperativação, talvez por um mecanismo compensatório, porém os estudos não são unânimes nesse achado (D'Mello & Gabrieli, 2018).

Pesquisas recentes encontraram alterações na densidade da substância cinzenta também nas regiões occipitotemporal e temporoparietal esquerdas em crianças com história familiar positiva para dislexia e que ainda não haviam aprendido a ler (Raschle, 2011). Acredita-se que diferenças nas regiões cerebrais envolvidas nas habilidades de pré-leitura levem ao comprometimento do seu aprendizado, ou seja, à dislexia.

Malformações cerebrais envolvendo o córtex (polimicrogiria) das regiões perisylvianas também podem estar associados à dislexia (Oliveira *et al.*, 2008).

O diagnóstico de dislexia deve ser feito por um fonoaudiólogo com experiência em leitura e escrita, preferencialmente após os 9 anos, com testes e avaliações específicos.

Ao neurologista infantil e ao neuropsicólogo cabe uma avaliação completa, levando-se em consideração o desenvolvimento, a história médica, familiar e educacional, identificação de comorbidades e exclusão de outros diagnósticos, principalmente deficiência intelectual. Dentre as comorbidades, uma das mais comuns é o transtorno de déficit de atenção e hiperatividade, tornando a avaliação clínica, diagnóstico e o plano terapêutico mais complicados (Boada *et al.*, 2012).

Deve-se ter em mente que a dificuldade de leitura se inicia durante os anos escolares, porém muitas vezes ela só fica evidente quando há maior exigência acadêmica. Existem vários graus de dislexia, e o impacto na vida da criança depende muito do grau de dificuldade ao qual ela é submetida. É importante lembrar que muitas vezes as notas baixas são consequência da dificuldade em entender a pergunta, pois o paciente tem dificuldade de leitura e pode não entender o que está sendo perguntado.

Além disso, o vocabulário reduzido também dificulta a compreensão de muitos textos e perguntas. Ou seja, toda avaliação escolar (independente da matéria) vira prova de interpretação de texto, e muitas vezes o paciente responde errado por não entender o que foi perguntado.

Por exemplo, se a pergunta da prova é "Qual o seu endereço?", talvez o paciente não saiba a resposta; mas se a professora se aproxima e explica: "Você sabe o que significa endereço? É o lugar onde você mora". O paciente tem o direito de entender o que foi perguntado para poder responder à questão. Em nenhum momento do exemplo anterior foi dada a resposta para o aluno, mas sim foi explicado o que está sendo perguntado. Textos curtos e objetivos também podem ajudar muito na avaliação escolar do paciente com dislexia.

O impacto da dislexia vai além da escola primária. Pacientes com dislexia enfrentam maior probabilidade de abandono precoce da escola (Bruck, 1987). Assim, o diagnóstico precoce permite que intervenções sejam prontamente iniciadas mudando a história de vida do paciente.

Dessa forma, mudanças no ambiente escolar, como adequação de provas, evitar expor a criança a situações de leitura em público, devem incentivadas.

ALGUNS SINAIS QUE PODEM SUGERIR DISLEXIA:

- Dificuldade predominante na leitura, apesar de inteligência normal.
- Antecedente de atraso de fala.
- Dificuldade com rimas.
- Dificuldade em fazer cópia.
- Aprende melhor com atividades práticas e auxílio visual.
- Letras "em espelhos", troca de fonemas, erros ortográficos.
- Dificuldade em interpretação de textos lidos.
- Interpreta melhor o texto se for lido em voz alta por outra pessoa.
- Dificuldade em produzir texto, as frases são incompletas ou confusas.
- Dificuldade em ver as horas em relógio de ponteiros.
- Confusão entre lados direito e esquerdo.

O tratamento é feito com terapia fonoaudiológica, com bons resultados. Como toda criança, o paciente com dislexia deverá seguir a sequência normal da alfabetização: descobrir que as palavras são feitas de sons diferentes, depois associar o som à palavra escrita e finalmente decodificá-la e agrupá-las em uma frase.

Pesquisas científicas tentaram demonstrar a plasticidade cerebral de pacientes com dislexia submetidos às intervenções terapêuticas. Após intervenção foi identificado aumento na ativação de áreas antes hipoativadas. Interessante destacar que esse ganho foi observado tanto em crianças, quanto em adultos (Eden *et al.*, 2004; Krafnick *et al.*, 2011).

Não há tratamento medicamentoso comprovadamente eficaz para dislexia. O tratamento medicamentoso se aplica apenas a algumas comorbidades e, quando presentes, deve ser indicado. Além disso, é importante deixar claro (tanto para os pais, quanto para a criança) que a inteligência do paciente é perfeita. Isto pode ser óbvio para os profissionais e família, mas muitas vezes não está claro para o paciente que ele tem a inteligência perfeita.

A maioria dos pacientes com dislexia melhora muito com fonoterapia e com o tempo poderá atingir o nível de leitura adequado para a sua idade.

SUGESTÕES PARA ADAPTAÇÃO NA ESCOLA:

- Sentar-se na frente.
- Leitor de prova, uma questão por vez.
- Esperar que a criança responda cada questão antes de ler a próxima;
- Em alguns casos considerar resposta oral.
- Ser mais tolerante com erros ortográficos nas provas (não descontar pontos se o conteúdo estiver certo).
- Permitir mais tempo para copiar da lousa.
- Oferecer material didático pronto, para não perder tempo copiando a matéria.
- Evitar textos longos com vocabulário complexo.
- Perguntas curtas e objetivas.
- Oferecer auxílio visual (mapas, gráficos etc.).
- Complementar matéria com filmes, visitas a museus, documentários, atividades práticas etc.
- Valorizar o progresso individual.
- Evitar provas com grande quantidade de matéria (considerar mais provas, com conteúdo menor para estudar).
- Não pedir para ler em frente dos colegas, caso isso possa trazer constrangimento e ansiedade.
- Permitir que frequente as aulas de língua estrangeira (inglês, espanhol etc.) e estimular o aprendizado. Entretanto, ser flexível nas avaliações.

TRANSTORNO DO DESENVOLVIMENTO DA LINGUAGEM

CAPÍTULO 10

Julia Lopes Vieira ▪ Camila Cunha de Abreu da Silveira
Maria Augusta Montenegro

O transtorno do desenvolvimento da linguagem (TDL), anteriormente chamado de distúrbio específico da linguagem (DEL), é caracterizado principalmente por atraso na fala. O diagnóstico de TDL é clínico e com base na presença de cognição e audição normais em criança que tem dificuldade de desenvolver a linguagem da maneira esperada para a idade (American Psychiatric Association, 2013).

A criança com TDL desenvolve a linguagem na mesma sequência que o normal, mas em ritmo mais lento. Para uma comunicação eficiente é necessário que a capacidade expressiva, ou seja, a produção de sons ou gestos com significado e a capacidade receptiva, que é a habilidade de compreender a linguagem, estejam intactas (Swaiman *et al.*, 2017).

As principais características associadas ao TDL são:

- Demora para falar as primeiras palavras;
- Entende tudo, mas fala pouco;
- Vocabulário limitado em relação à idade;
- Aponta o que quer, em vez de falar;
- Dificuldade em fazer rimas;
- Dificuldade em compreender ironia.

Entretanto, muitas crianças com atraso de fala entre 18 e 24 meses de idade irão desenvolver a linguagem de forma espontânea, mesmo sem intervenção com fonoterapia e esse atraso não será equivalente a um transtorno futuro. Pesquisas com lactentes que iniciaram a fala mais tardiamente demonstram que apenas cerca de 40% das crianças com atraso de fala apresentam diagnóstico de transtorno específico da linguagem aos 3 e 4 anos (Swaiman *et al.*, 2017). A dificuldade está em diferenciar quais as crianças que irão desenvolver a fala e se recuperar espontaneamente e quais terão evolução menos favorável. Assim, é importante que avaliações periódicas da linguagem e do desempenho acadêmico sejam realizadas tão logo seja identificado o atraso.

Os fatores que sugerem pior prognóstico incluem uma compreensão ruim da linguagem falada, uso limitado de gestos e história familiar de TDL. Contudo, estes fatores não podem ser considerados como absolutos ou 100% confiáveis. Sempre que houver algum tipo de atraso de fala é prudente considerar intervenção com fonoterapia.

Em relação à anatomia e fisiologia da linguagem normal, muito do que se sabe atualmente é com base em estudos em pacientes com lesões cerebrais e déficit da linguagem relacionados com essas lesões. As porções operculares e triangular do giro frontal inferior à esquerda (44 e 45 de Brodmann) são conhecidas como área de Broca. Esta região é responsável pela programação da atividade motora relacionada com a expressão da linguagem. Já a área relacionada com a percepção da linguagem (área de Wernicke) encontra-se no terço posterior do giro temporal superior também à esquerda (parte posterior da área 22 de Brodmann). Estas duas áreas são conectadas pelo fascículo arqueado.

Desde o século XIX neurologistas observaram que apenas lesões à esquerda causam distúrbio da linguagem; assim, o hemisfério esquerdo passou a ser reconhecido como o "hemisfério dominante", responsável pela linguagem e raciocínio matemáticos. O hemisfério direito, por sua vez, seria responsável pela interpretação da música, pintura, relação espacial e reconhecimento da fisionomia. Entretanto, nem todos os pacientes apresentam o hemisfério esquerdo dominante para linguagem. Alguns pacientes podem apresentar o hemisfério cerebral direito como sendo dominante para linguagem, principalmente quando a dominância manual é à esquerda.

A causa do TDL ainda não foi bem definida, mas provavelmente apresenta fatores genéticos e anatômicos. Alguns pacientes podem apresentar alterações discretas na anatomia cerebral, principalmente na região perisylviana. Alterações sutis da formação do córtex cerebral, como a polimicrogiria, já foram descritas em crianças com dislexia e TDL (Guerreiro *et al.*, 2002; Oliveira *et al.* 2008). Outros estudos mostram alterações no fascículo arqueado (que faz a conexão entre as áreas de Broca e de Wernicke), estrutura fundamental para o desenvolvimento da linguagem (Paladino *et al.*, 2016). Entretanto, na grande maioria dos casos de transtornos de linguagem, como dislexia e TDL, os exames de ressonância magnética cerebral são normais.

Durante a investigação do paciente com suspeita de atraso da fala é importante a avaliação da audição, das habilidades intelectuais e da linguagem. O diagnóstico diferencial do TDL deve ser feito primeiramente com perda auditiva. Não estamos falando do paciente com perda auditiva grave, pois ela geralmente é diagnosticada precocemente, no período neonatal através do exame de emissões otoacústicas ("teste da orelhinha"). Entretanto, casos de perda auditiva mais leves podem facilmente passar despercebidos. O exame de audiometria ou potencial evocado auditivo deve sempre ser feito, mesmo quando a família afirma ter certeza de que a criança ouve perfeitamente (e mesmo quando o "teste da orelhinha" foi normal).

O maior objetivo é detectar perdas leves, muitas vezes causadas por otite secretora. Esse tipo de otite não causa dor ou febre. O sintoma mais relevante é perda auditiva leve. Para o paciente que está desenvolvendo linguagem, esta perda atrapalha muito. Além disso, a perda auditiva secundária à otite secretora é facilmente tratável e, após sua correção, a criança geralmente melhora muito o desenvolvimento da linguagem.

Outro diagnóstico diferencial importante é o transtorno do espectro autista (TEA). Atraso de fala é comum tanto no TDL, como no TEA, portanto, pode haver dificuldade em diferenciá-los (principalmente nos primeiros anos de vida). Geralmente a criança com TDL quer se comunicar, mas tem dificuldade na linguagem oral, portanto, ela usa a linguagem não verbal para tentar se fazer entender (aponta, faz sinais etc.). O paciente com TEA, por sua vez, muitas vezes fala frases, mas sem intenção de se comunicar (ecolalia). Além disso, pacientes com transtorno do espectro autista muitas vezes não conseguem se comunicar por meio de gestos ou outras pistas não verbais.

Uma das maiores dificuldades para diferenciar a criança com TDL da criança com TEA é que a criança com TDL pode apresentar alguns sintomas presentes no TEA. Isto faz com que o quadro clínico de alguns pacientes com TDL seja muito parecido com TEA leve.

Os sintomas mais frequentemente presentes tanto no TEA, como no TDL são agitação psicomotora (muito importante, semelhante a um evento disruptivo) e dificuldades sensoriais (por exemplo, baixa tolerância ao barulho). Tais comportamentos no TDL podem ser secundários justamente à dificuldade que a criança tem em se comunicar. Diferente dos pacientes com TEA, a criança com TDL não apresenta estereotipias.

Ao contrário da maioria das crianças com TEA, a criança com TDL:

- Procura outras crianças para brincar;
- Brinca de faz de conta;
- Sabe brincar de "esconder" (quando alguém esconde o rosto e depois "acha" a criança);
- Olha quando chamado pelo nome;
- Aponta o que quer;
- Usa gestos para se comunicar;
- Sorri em resposta a um sorriso;
- Tem bom contato visual;
- Olha para algum objeto que alguém apontou.

Quando houver o diagnóstico de outras doenças associadas, a tendência atual é que o TDL seja classificado como "associado à...". Por exemplo: TDL associado ao autismo, TDL associado à perda auditiva, TDL associado à síndrome de Down entre outros.

O diagnóstico de TDL (sem mencionar que está associado a outra condição) ainda pode ser dado quando a criança apresentar transtorno de déficit de atenção, dislexia, dificuldade motora, distúrbio do processamento auditivo central ou distúrbio do comportamento.

Uma vez bem estabelecido o diagnóstico, é importante lembrar que estamos falando de dificuldade de linguagem como um todo, portanto, TDL não significa apenas atraso de fala. Pode haver dificuldade em todas as esferas da linguagem: falar, ler, escrever, produzir texto, interpretar texto. A criança com TDL tem um risco maior do que as outras crianças de apresentar dislexia; portanto, é preciso ficar atento no desenvolvimento da leitura durante os primeiros anos da alfabetização (mesmo quando a fala já está adequada).

O tratamento do TDL é feito com fonoterapia. O foco da terapia dependerá do tipo de distúrbio, grau de comprometimento e idade da criança. Não basta estimular a fala, a terapia deverá envolver todos os aspectos da linguagem (fala, leitura, escrita, produção e interpretação de texto). Alguns pacientes com TDL podem-se beneficiar também de terapia ocupacional. Destaca-se ainda a importância do tratamento das comorbidades associadas ao transtorno da linguagem (Swaiman *et al.*, 2017).

SUGESTÕES PARA ADAPTAÇÕES NA ESCOLA:

- Procure falar frases curtas e pausadas, com variações no tom de voz, para manter o interesse e facilitar a compreensão das explicações.
- Ler a prova, uma questão por vez.
- Esperar que a criança responda cada questão antes de ler a próxima questão.
- Em casos específicos considerar resposta oral.
- Evitar textos longos com vocabulário complexo.
- Ter certeza de que a criança compreende o significado das palavras de cada questão.
- Ser mais tolerante com erros ortográficos nas provas (não descontar pontos se o conteúdo estiver certo).
- Considerar auxílio visual (mapas, gráficos etc.).
- Utilizar materiais concretos e vivências nos lançamentos de conteúdo.

TRANSTORNO DE DÉFICIT DE ATENÇÃO E HIPERATIVIDADE

CAPÍTULO 11

Camila Cunha de Abreu da Silveira
Julia Lopes Vieira
Maria Augusta Montenegro

O transtorno de déficit de atenção e hiperatividade (TDAH) é caracterizado por desatenção nas atividades escolares e do dia a dia, lentidão para realizar tarefas, impulsividade tanto nas respostas, como nas ações e agitação psicomotora, que causam algum grau de prejuízo funcional.

Nos últimos anos, houve grande preocupação sobre a prevalência do TDAH, por causa de um aparente aumento dessa taxa ao longo do tempo (Faraone *et al.*, 2003). No entanto, estudos recentes demonstraram que a prevalência se manteve a mesma nos últimos 30 anos, em torno de 5% (Polanczyk *et al.*, 2007; Polanczyk *et al.*, 2014).

Não se sabe ao certo a etiologia do TDAH. Muitos estudos indicam que se trata de um processo complexo que envolve fatores genéticos e ambientais (Kennedy *et al.*, 2016). É comum mais de uma pessoa ser acometida na família. Baixo peso ao nascer e prematuridade parecem ser fatores de risco para TDAH. Insultos no sistema nervoso em desenvolvimento causados por complicações perinatais, uso de tabaco, álcool ou drogas na gestação podem também estar associados.

É preciso deixar claro que corantes, conservantes, glúten, açúcar, adoçantes artificiais, deficiências vitamínicas e aspectos emocionais ou psicológicos não causam TDAH (Wolraich *et al.*, 1994; Wolraich *et al.*, 1995).

As evidências mais recentes mostram que se trata de um desequilíbrio nos circuitos cerebrais, envolvendo possivelmente neurotransmissores, principalmente dopamina e noradrenalina. Portanto, dietas restritivas ou suplementos alimentares não são uma alternativa eficaz no tratamento do TDAH (Sonuga-Barke *et al.*, 2013).

Atualmente acredita-se que não existe um déficit único em todas as pessoas com TDAH. Parece haver, na verdade, graus variados de déficits em funções cognitivas, como motivação, memória de trabalho, planejamento, organização e inibição do comportamento. Por isso, algumas crianças podem ter um prejuízo grave em algumas dessas funções (p. ex., memória operacional), mas nenhuma alteração em outra (p. ex., na habilidade de inibir comportamentos; Posner *et al.*, 2020).

Essas dificuldades também parecem ser variáveis, conforme o contexto. Isto explicaria o porquê de os sintomas do TDAH serem mais evidentes em atividades longas e repetitivas do que em atividades envolventes e estimulantes. Vemos, por exemplo, que o impacto do TDAH no rendimento escolar costuma ser grande. O paciente geralmente apresenta trabalhos incompletos e notas baixas nas provas. Entretanto, muitos pacientes conseguem prestar atenção e ter desempenho adequado em jogos eletrônicos ou outras atividades no celular e computador.

Todos nós aprendemos e nos concentramos mais facilmente quando o assunto é interessante. Entretanto, caso haja necessidade, conseguimos aprender também assuntos que não nos interessam. O paciente com TDAH tem muita dificuldade em aprender o que não é interessante. Por exemplo, ele pode decorar toda a tabela do campeonato de futebol, mas não consegue decorar a tabuada.

O paciente com TDAH muitas vezes realmente não consegue se organizar sozinho e precisa da ajuda de um adulto nos estudos. Além disso, por apresentar dificuldade para se concentrar, o estudo rende menos e é mais cansativo. Por isso, é comum que a criança reclame e tente evitar os estudos. Não devemos interpretar isso como preguiça; afinal, a criança com TDAH se esforça mais para render menos. O não reconhecimento do esforço (independente do resultado obtido) pode ser desastroso para a autoestima da criança.

É importante ressaltar que o TDAH compromete mais de uma esfera da vida do paciente, de forma que se o único prejuízo observado é acadêmico, outras hipóteses devem ser consideradas. Por isso é importante a realização de avaliação diagnóstica detalhada, incluindo relatos sobre os sintomas não só na escola, mas também em outros ambientes.

Infelizmente, ainda existe muita controvérsia sobre o diagnóstico do TDAH. Um dos fatores que contribui para isso é o fato de não existir um marcador biológico ou exames laboratoriais que confirmem o diagnóstico. Como na maioria dos transtornos psiquiátricos, o diagnóstico do TDAH é feito com base na observação clínica, comportamental e mental do paciente (American Psychiatric Association, 2013).

Quando a doença pode ser "medida" por exames laboratoriais, o diagnóstico é muito mais fácil e muito menos controverso. Por exemplo, todos nós temos glicose no sangue, mas excesso ou falta de glicose sanguínea podem ser prejudiciais. Portanto, medimos a glicose no sangue, se o valor for acima de 120 podemos afirmar que o paciente tem diabetes.

No caso do TDAH, alguns sintomas também podem ser apresentados em menor grau pela maioria da população, sem implicar no diagnóstico de TDAH. Todos nós temos dias mais difíceis, onde erramos por falta de atenção, esquecemos onde colocamos a chave do carro, nos distraímos com nossos próprios pensamentos, não sabemos o que a pessoa acabou de falar etc. Entretanto, estes sintomas são leves e não têm grande impacto nas nossas vidas.

O paciente com TDAH apresenta sintomas de desatenção, hiperatividade e impulsividade continuamente e com consequências negativas na socialização e nas atividades do dia a dia. Os sintomas podem variar entre cada criança. Pode haver predomínio de desatenção, predomínio de hiperatividade/impulsividade ou quadros mistos (tanto com hiperatividade/impulsividade, como desatenção predominando; American Psychiatric Association, 2013).

Muitos pacientes com TDAH apresentam comorbidades que podem atrapalhar o diagnóstico. As mais comuns são ansiedade, depressão, transtorno opositor desafiador e transtorno de conduta (Spencer *et al.* 2006; Davis, 2008). O paciente deverá ser avaliado pelo psiquiatra infantil sempre que houver algum sintoma, sugerindo uma comorbidade associada ao TDAH.

O DSM 5 é um instrumento proposto pela Associação Americana de Psiquiatria que pode ser muito útil na avaliação e diagnóstico dos pacientes. Devemos lembrar que os sintomas do TDAH geralmente são observados antes dos 6 anos de idade (obrigatoriamente antes dos 12 anos; American Psychiatric Association, 2013).

A hiperatividade e impulsividade costumam ser evidenciadas antes da desatenção. Entretanto, como na pré-escola a tolerância a um comportamento mais agitado e impulsivo é maior, os sintomas podem passar despercebidos nos primeiros anos de vida. Mais tarde as exigências vão aumentando e na fase de alfabetização já é esperado que a criança consiga ficar sentada por um período mais longo. Geralmente nessa fase começam as reclamações a respeito da hiperatividade.

A desatenção demora mais para ser observada; pois, muitas vezes o seu impacto ocorre apenas quando o volume de matéria a ser estudada aumenta. O diagnóstico do TDAH deve ser feito com base nos critérios a seguir:

CRITÉRIOS DO DSM 5 PARA O DIAGNÓSTICO DE TDAH

Sintomas devem ter duração maior do que seis meses e com impacto nas atividades sociais e acadêmicas.

DESATENÇÃO:

A) Frequentemente não presta atenção em detalhes ou comete erros por descuido em tarefas escolares, no trabalho ou durante outras atividades (p. ex., negligência ou deixa passar detalhes, o trabalho é impreciso).
B) Frequentemente tem dificuldade de manter a atenção em tarefas ou atividades lúdicas (p. ex., dificuldade de manter o foco durante aulas, conversas ou leituras prolongadas).
C) Frequentemente parece não escutar quando alguém lhe dirige a palavra diretamente (p. ex., parece estar com a cabeça longe, mesmo na ausência de qualquer distração óbvia).

D) Frequentemente não segue instruções até o fim e não consegue terminar trabalhos escolares, tarefas ou deveres no local de trabalho (p. ex., começa as tarefas, mas rapidamente perde o foco e facilmente perde o rumo).
E) Frequentemente tem dificuldade para organizar tarefas e atividades (p. ex., dificuldade em gerenciar tarefas sequenciais; dificuldade em manter materiais e objetos pessoais em ordem; trabalho desorganizado e desleixado; mau gerenciamento do tempo; dificuldade em cumprir prazos).
F) Frequentemente evita, não gosta ou reluta em se envolver em tarefas que exijam esforço mental prolongado (p. ex., trabalhos escolares ou lições de casa; para adolescentes mais velhos e adultos, preparo de relatórios, preenchimento de formulários, revisão de trabalhos longos).
G) Frequentemente perde coisas necessárias para tarefas ou atividades (p. ex., materiais escolares, lápis, livros, instrumentos, carteiras, chaves, documentos, óculos, celular).
H) Com frequência é facilmente distraído por estímulos externos (para adolescentes mais velhos e adultos, pode incluir pensamentos não relacionados).
I) Com frequência é esquecido em relação a atividades cotidianas (p. ex., realizar tarefas, obrigações; para adolescentes mais velhos e adultos, retornar ligações, pagar contas, manter horários agendados).

HIPERATIVIDADE E IMPULSIVIDADE:

A) Frequentemente remexe ou batuca as mãos ou os pés ou se contorce na cadeira.
B) Frequentemente levanta-se da cadeira em situações em que se espera que permaneça sentado (p. ex., sai do seu lugar em sala de aula, no escritório ou em outro local de trabalho ou em outras situações que exijam que se permaneça em um mesmo lugar).
C) Frequentemente corre ou sobe nas coisas em situações em que isso é inapropriado. (Nota: em adolescentes ou adultos, pode-se limitar a sensações de inquietude).
D) Com frequência é incapaz de brincar ou se envolver em atividades de lazer calmamente.
E) Com frequência "não para", agindo como se estivesse "com o motor ligado" (p. ex., não consegue ou se sente desconfortável em ficar parado por muito tempo, como em restaurantes, reuniões; outros podem ver o indivíduo como inquieto ou difícil de acompanhar).
F) Frequentemente fala demais.
G) Frequentemente deixa escapar uma resposta antes que a pergunta tenha sido concluída (p. ex., termina frases dos outros, não consegue aguardar a vez de falar).
H) Frequentemente tem dificuldade para esperar a sua vez (p. ex., aguardar em uma fila).
I) Frequentemente interrompe ou se intromete (p. ex., mete-se nas conversas, jogos ou atividades; pode começar a usar as coisas de outras pessoas sem pedir ou receber permissão; para adolescentes e adultos, pode intrometer-se em ou assumir o controle sobre o que outros estão fazendo).

O tratamento do TDAH inclui o uso de medicações. Em pacientes menores de 5 anos de idade, no entanto, as medicações são reservadas para casos mais graves e que não respondam à intervenção comportamental (NICE, 2018).

Os fármacos mais utilizados são os psicoestimulantes. O Quadro 11-1 mostra as características das medicações psicoestimulantes mais frequentemente utilizadas no tratamento do TDAH.

Apesar de o tratamento medicamentoso com psicoestimulantes mostrar bons resultados na maioria dos pacientes, nem todos respondem conforme o esperado. Apenas 70% dos pacientes apresentam resposta satisfatória com o uso de um psicoestimulante.

Quadro 11-1. Medicações Psicoestimulantes Frequentemente Utilizadas no Tratamento do TDAH

Nome da medicação	Ritalina	Ritalina LA	Concerta	Venvanse
Substância ativa	Metilfenidato (curta ação)	Metilfenidato (longa ação)	Metilfenidato (metilfenidato oros)	Lisdexanfetamina
Apresentação	10 mg	10 mg 20 mg 30 mg 40 mg	18 mg 36 mg 54 mg	30 mg 50 mg 70 mg
Duração	4 horas	8 horas	12 horas	12 horas
Vantagem	Custo baixo	Longa ação	Longa ação	Longa ação
Desvantagem	Curta duração	Custo alto	Custo alto	Custo alto
Dose	Não passar 60 mg/dia em crianças	Não passar 60 mg/dia em crianças	Não passar 54 mg/dia em crianças	Dose única de manhã Começar com 30 mg (mesma dose de adulto, o que tem gerado críticas), máximo 70 mg

Outras opções, como clonidina, clomipramina ou imipramina, podem ser utilizadas nos casos que não respondem satisfatoriamente aos psicoestimulantes. Atomoxetina e guanfacina são medicações não estimulantes, com diferente mecanismo de ação, que podem ser usadas nesses casos. Entretanto, não estão disponíveis para compra no Brasil, e o custo de importação limita muito o seu uso em nosso meio. O Quadro 11-2 mostra as características das medicações não estimulantes mais frequentemente utilizadas no tratamento do TDAH.

Apesar de o tratamento do TDAH trazer inúmeros benefícios para a qualidade de vida dos pacientes (Coghill, 2010), ainda há grande preocupação por parte das famílias sobre o uso de medicação psicoestimulante. Muitas vezes o tratamento medicamentoso proposto pelo médico não é aceito, e as famílias optam por tratamentos alternativos. É importante lembrar que não há nenhum estudo científico comprovando a eficácia de *biofeedback*, homeopatia, acupuntura ou florais no tratamento do TDAH.

Um dos maiores medos e dúvidas a respeito do tratamento do TDAH é sobre o risco de o paciente ficar dependente de medicamentos. É preciso deixar claro que se a medicação for usada de forma adequada (como prescrita pelo médico) não há risco de o paciente ficar dependente da medicação.

Muitas famílias acham que o uso de psicoestimulantes aumentaria o risco de abuso de drogas no futuro. Entretanto, o tratamento medicamentoso do TDAH melhora o aprendizado, socialização, qualidade de vida e autoestima. Adicionalmente, o tratamento adequado diminui o risco de doenças psiquiátricas e o risco do uso abusivo de álcool e drogas no futuro (Biederman *et al.*, 1999; Faraone & Wilens, 2007; Mannuzza *et al.*, 2008; Copeland *et al.*, 2009; Boland *et al.*, 2020). Ou seja, não tratar o TDAH aumenta o risco de outras doenças psiquiátricas associadas e abuso de drogas ou álcool no futuro.

A segunda maior dúvida sobre a medicação no tratamento do TDAH é se a criança vai ficar dopada. A resposta é simples: Não! Eventualmente o paciente pode ficar muito parado, hipoativo, mas isto ocorre por causa da dose excessiva da medicação. Para evitar

Quadro 11-2. Outras Medicações Utilizadas no Tratamento do TDAH

Nome da medicação	Substância ativa	Apresentação	Duração	Vantagem	Desvantagem	Dose
Strattera	Atomoxetina	10 mg 18 mg 25 mg 40 mg 60 mg 80 mg 100 mg	Contínua	Longa ação	Custo alto, tem que ser importada	Até 70 kg: começar com 0,5 mg/kg/dia, depois de 3 dias 1,2 mg/kg/dia (não ultrapassar 1,4 mg/kg/dia). Dose única de manhã ou à noite
Atensina	Clonidina	0,1 mg 0,15 mg 0,2 mg	5-25 horas	Longa ação e liberação imediata (1, 2 e 3 mg)	Sonolência e hipotensão limitam o uso	0,1 a 0,4 mg em 2 ou 3 tomadas, maior dose a noite
Intuniv	Guanfacina	1 mg 2 mg 3 mg 4 mg	24 horas	Longa ação	Custo alto, tem que ser importada	Começar com 1 mg (dose máxima 4 mg)
Tofranil	Imipramina	10 mg 25 mg	12-24 horas	Longa ação	Baixa eficácia	1 a 3 mg/kg/dia dose única noturna ou 2 tomadas
Anafranil	Clomipramina	25 mg 75 mg	12-24 horas	Longa ação	Baixa eficácia	1 a 3 mg/kg/dia dose única noturna ou 2 tomadas
Pamelor	Nortriptilina	10 mg 25 mg 50 mg 75 mg	12-24 horas	Longa ação	Baixa eficácia	0,4 a 4,5 mg/kg/dia dose única noturna ou 2 tomadas
Wellbutrin	Bupropiona	150 mg	20 horas	Longa ação	Baixa eficácia	3 a 6 mg/kg/dia, máximo 300 mg

isso, deve-se começar o tratamento com dose baixa e aumentá-la progressivamente após reavaliação clínica, quando for necessário.

Outra dúvida frequente é sobre os possíveis efeitos colaterais da medicação. Um dos efeitos colaterais mais importantes é a diminuição do apetite e crescimento. Portanto, alimentação, peso e altura da criança deverão ser monitorizados. Na grande maioria dos casos não há impacto suficiente que justifique a suspensão da medicação (Graham et al., 2011). Os outros efeitos colaterais adversos menos comuns são insônia e dor abdominal (Schachter et al., 2001).

A medicação psicoestimulante é segura do ponto de vista cardiovascular (Martinez-Rag et al., 2013); entretanto, se o paciente apresentar doença cardíaca prévia, deve-se solicitar avaliação cardiológica antes do início do tratamento (Graham et al., 2011; Cooper et al., 2011). Caso haja história familiar de arritmia cardíaca, síndrome do QT longo ou morte súbita associada ao exercício ou antes de 40 anos, deve-se descartar a presença de doença cardíaca antes do início da medicação. Além disso, se a medicação for usada de forma adequada (como prescrita pelo médico) não há risco de toxicidade hepática.

Outra importante controvérsia sobre o TDAH é a tendência de atribuir ao tratamento medicamentoso com psicoestimulantes a solução mágica de todos os problemas escolares. É claro que a medicação ajuda, mas não resolve tudo. Apoio paralelo com psicoterapia (principalmente cognitivo-comportamental), fonoterapia e apoio pedagógico pode ser necessário em muitos casos.

A medicação é parte importante do tratamento, mas isoladamente não é suficiente para a resolução dos sintomas do TDAH. Muito menos, irá resolver problemas comportamentais associados ao *bullying*, erros pedagógicos etc. Quanto ao paciente, será preciso estudar, fazer as lições de casa, trabalhos, utilizar agenda etc. A medicação não substitui o esforço e dedicação do aluno.

Outro problema é o fato de algumas pessoas ainda acreditarem que a decisão de medicar a criança é feita apenas por pais relapsos e preguiçosos. Como se eles preferissem medicar os filhos em vez de dar-lhes atenção ou ajudá-los nos estudos.

Para tentar diminuir a controvérsia, com base em estudos científicos bem elaborados, podemos afirmar que:

- TDAH existe, é relativamente frequente, e atinge pacientes no mundo todo;
- Sintomas de desatenção predominam nas meninas, sintomas de hiperatividade predominam nos meninos;
- TDAH muitas vezes necessita de acompanhamento multiprofissional;
- O tratamento com frequência inclui medicação;
- O tratamento medicamentoso feito por profissional experiente é seguro;
- Aproximadamente 70% dos pacientes apresentam grande melhora dos sintomas com o tratamento medicamentoso;
- TDAH não tratado aumenta o risco de outros transtornos psiquiátricos ou abuso de drogas e álcool no futuro.

Vale a pena ressaltar que o objetivo do tratamento não é "sedar" a criança. Os medicamentos psicoestimulantes ajudam não só na melhora dos sintomas de hiperatividade e impulsividade, mas também melhoram a concentração e funções executivas. O resultado é melhora da *performance* acadêmica, socialização e qualidade de vida.

O tratamento permite que o paciente possa atingir o máximo do seu potencial. Devemos sempre explicar para o paciente com TDAH que suas dificuldades não são decorrentes de déficit cognitivo (a inteligência é normal) ou preguiça. Isto é fundamental para não prejudicar ainda mais a autoestima da criança.

Além do tratamento medicamentoso, alguns intervalos curtos durante o estudo ajudam a criança a recuperar suas energias, e consequentemente o rendimento é muito melhor. Algumas dicas que podem ajudar no tratamento do TDAH:

- Mantenha a calma;
- Lembre-se, TDAH não é birra ou falta de educação;
- Divida uma tarefa grande em várias pequenas;

- Ensine o seu filho a usar agenda;
- Organize as atividades da semana e coloque em local visível;
- Programe intervalos de 10 minutos após 20 ou 30 minutos de estudo;
- Evite ambiente com muita distração (estojo com canetinhas coloridas, carimbos, borrachinhas perfumadas, adesivos etc.);
- Na sala de aula, a criança deve sentar-se na frente (de preferência na primeira fileira);
- Tente estabelecer rotinas;
- Deixe as regras bem claras;
- Elogie, elogie, elogie.

É importante lembrar que cuidar de uma criança com TDAH pode ser exaustivo. Os pais ficarão frustrados, cansados, tristes e até mesmo bravos com a situação. Haverá dias bons e produtivos, mas também haverá dias ruins e frustrantes. Entretanto, a maioria dos pacientes com TDAH apresentará melhora dos sintomas não só com o tratamento, mas também com o amadurecimento.

SUGESTÕES PARA ADAPTAÇÕES NA ESCOLA:

- Sentar-se na frente, próximo à professora.
- Sentar-se longe da janela.
- Dividir uma tarefa grande em várias pequenas.
- Tempo extra para provas, sempre que necessário.
- Fazer provas em ambiente silencioso, sem distrações.
- Deixar em cima da carteira apenas o material necessário.
- Estimular usar agenda.
- Recursos audiovisuais podem ser muito úteis.
- As regras devem ser deixadas bem claras.
- Textos e explicações devem ser objetivos e curtos.
- Ensinar a começar uma segunda tarefa apenas quando a primeira estiver concluída.
- Explicar a matéria mais vezes, quando for necessário.
- Elogiar o esforço, não apenas o resultado.

TDAH E TEA

Erasmo Barbante Casella
Maria Augusta Montenegro

Até o ano de 2013, quando o DSM-4 era utilizado como sistema classificatório, os diagnósticos de Transtorno de Déficit de Atenção (TDAH) e Transtorno do Espectro Autista (TEA) não podiam ocorrer simultaneamente. A partir do DSM-5, passaram a ser permitidos os dois diagnósticos para o mesmo paciente. A associação de TEA e TDAH é relativamente frequente e implica em um pior prognóstico cognitivo e comportamental, em relação a cada transtorno individualmente.

A comorbidade do TEA com TDAH é conhecida desde as descrições iniciais de Leo Kanner, em 1943, onde os sintomas descritos em alguns dos seus 11 pacientes hoje permitiriam o diagnóstico de comorbidade com TDAH (Kanner, 1943). Deixar de diagnosticar TEA ou outras comorbidades aumenta o impacto na qualidade da vida dos indivíduos com TDAH; portanto, é muito importante sempre realizar uma triagem clínica que identifique comorbidades nos pacientes com TDAH.

Sintomas de TEA são frequentes em pacientes com TDAH; portanto, é necessário ser proativo no detalhamento da história clínica e tentar definir se o paciente também apresenta outros sintomas que podem sugerir TEA (Russel *et al.*, 2014).

As características mais comuns do paciente com TEA estão descritas no Quadro 12-1.

Quadro 12-1. Características mais Comuns em Pacientes com TEA

Dificuldades sociais e de comunicação*	Interesses restritos e repetitivos
• Dificuldade para estabelecer conversa • Dificuldade para iniciar interação social • Dificuldade em demonstrar emoções • Prefere ficar sozinho • Pouco contato visual • Linguagem corporal pobre • Pouca expressão facial • Não entende linguagem corporal ou facial • Dificuldade para entender ironia ou piadas	• Estereotipias motoras • Alinhar objetos • Ecolalia • Sofrimento extremo frente às mudanças • Dificuldade com transições • Padrões rígidos de pensamento • Interesse extremo ou restrito a um assunto • Rituais de saudação • Necessidade de fazer o mesmo caminho • Hipo ou hiper-reatividade a estímulos sensoriais • Cheirar ou tocar objetos • Apego incomum a determinado objeto • Recusa de determinados alimentos

* Modificado de DSM-5 (American Psychiatric Association, 2013).

O diagnóstico diferencial TEA/TDAH é difícil, pois ambos apresentam vários sinais e sintomas que se sobrepõem: déficit atencional, problemas comportamentais, alteração na linguagem e dificuldades em habilidades sociais (Mayes *et al.*, 2000). Quando um dos transtornos é diagnosticado previamente, a identificação do outro transtorno pode ser mais demorada, pois muitas vezes a própria família atribui a maioria dos sintomas ao transtorno diagnosticado inicialmente (Mandel *et al.*, 2005; Miodovnik *et al.*, 2015).

Falta de reciprocidade social e emocional, interesses restritos, rituais e algumas estereotipias geralmente indicativas de TEA também podem ocorrer no TDAH (Hartley & Sikora, 2009). As dificuldades de interação social no TDAH estão mais associadas à impulsividade ou à frequente comorbidade com o transtorno opositor desafiador; enquanto no paciente com TEA, na maioria das vezes existe uma falta de interesse primário em sociabilizar.

Alterações da atenção seletiva são mais frequentes em pacientes com TEA (98%) do que com crianças com TDAH (21%). Os pacientes com TEA tendem a apresentar hiperfoco por horas em atividade de muito interesse, como agrupando, quebra-cabeças, desenhando ou vendo um mesmo vídeo. Os pacientes com TDAH também podem apresentar hiperfoco em situações de muito interesse, mas não na mesma intensidade que ocorre em crianças com TEA.

O déficit atencional pode ocorrer nos dois transtornos, todavia, os pacientes com TEA parecem que não estão ouvindo (por exemplo quando chamado), e isto pode estar associado principalmente à dificuldade em processar e atender as pistas sociais ou pelo problema do hiperfoco. Por outro lado, os pacientes com TDAH têm uma dificuldade maior na atenção sustentada, perdendo o foco com maior facilidade.

É importante destacar que a associação do TEA e do TDAH no mesmo paciente implica em um maior prejuízo nas funções executivas do que ocorreria diante da presença de apenas um transtorno isoladamente (Yerys *et al.*, 2009).

Outro aspecto que pode dificultar o diagnóstico da associação TDAH/TEA é o fato de que atraso de fala é um sintoma relativamente comum na infância. É muito difícil diferenciar quais as crianças que irão se recuperar, das crianças com atraso de fala que terão evolução menos favorável. Pacientes com dificuldade de linguagem podem também apresentar TDAH e nem sempre é fácil diferenciar se a dificuldade de linguagem representa um sintoma de TEA ou outro transtorno de linguagem (dislexia, transtorno do desenvolvimento da linguagem etc.).

Ainda não está claro se a presença simultânea de sintomas de TDAH e TEA em um mesmo paciente representa comorbidade ou uma doença completamente diferente (Fig. 12-1). Várias hipóteses têm sido aventadas para se explicar a maior associação de TEA com TDAH. Diferentes pesquisas apontam uma sobreposição de fatores

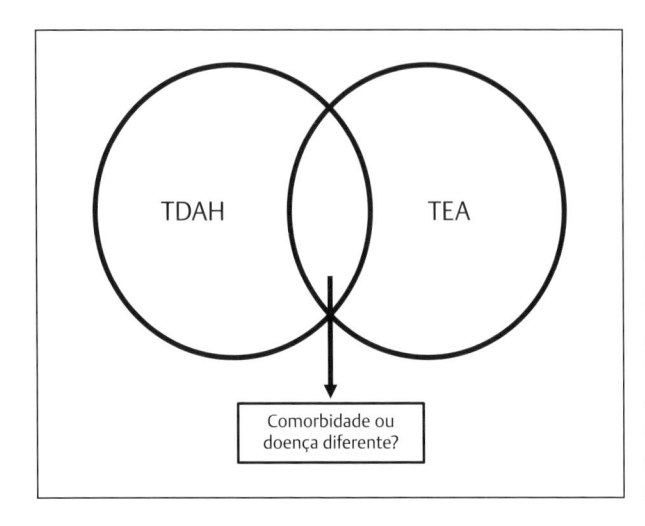

Fig. 12-1. Alguns pacientes com TEA também apresentam TDAH. Não está claro se trata-se de comorbidade ou uma doença diferente.

de risco, genéticos ou insultos exógenos (drogas, infecções durante a gestação ou nos primeiros tempos da vida, prematuridade etc.). Estes fatores estariam relacionados com as alterações estruturais ou funcionais do parênquima cerebral, predispondo ao desenvolvimento destes transtornos (Taurines *et al.*, 2012).

Estudos em famílias e gêmeos fornecem evidências de que o TEA e o TDAH estão associados parcialmente a fatores genéticos (Ronald *et al.*, 2008). Os parentes dos pacientes com um dos transtornos apresentam risco aumentado de apresentar qualquer um dos dois. Quando o primeiro filho apresenta TDAH, o risco de o segundo filho também apresentar TDAH é seis vezes maior, e o risco de TEA é mais que o dobro em relação à população em geral (Polderman *et al.*, 2014).

TDAH e TEA não apresentam um único gene alterado para todos os casos. Ambos os transtornos estão associados a múltiplos genes, muitos dos quais exercem individualmente pequenos efeitos. Diferentes genes candidatos têm sido identificados como possivelmente associados ao TEA ou TDAH, entretanto, no dia a dia a maioria dos pacientes não apresenta alterações genéticas específicas, que possam ser identificadas neste momento.

Além disso, é importante lembrar do fato de muitos pacientes com TEA leve apresentarem inteligência acima da média. A criança com altas habilidades (antigamente chamado de superdotação) apresenta o desenvolvimento neuropsicomotor normal, mas sua inteligência é muito superior ao esperado para sua idade. Alta habilidade é definida como QI total igual ou superior a 130 (Quadro 12-2).

A avaliação do QI deve ser feita idealmente após seis anos de idade, portanto, o diagnóstico de certeza acaba sendo feito apenas após esta idade. Muitas vezes a criança com alta habilidade apresenta comorbidades, como TDAH, ansiedade ou TEA. Entretanto, o diagnóstico pode ser muito difícil, pois a inteligência acima da média pode compensar algumas dificuldades e sintomas, deixando-os menos evidentes.

Quanto ao tratamento, a maioria dos pacientes com TEA não necessita de tratamento farmacológico, mas no caso da comorbidade com TDAH a terapia medicamentosa pode estar indicada. Os psicoestimulantes têm sido utilizados com o objetivo de melhorar a capacidade atencional e o controle da hiperatividade e impulsividade.

Quando existe a comorbidade TDAH e TEA, os psicoestimulantes têm menor eficácia do que nos pacientes com TDAH isolado. Além disso, alguns efeitos colaterais (irritabilidade, depressão e isolamento social) são mais frequentes quando existe a comorbidade TEA/TDAH (Reichow *et al.*, 2013).

Quadro 12-2. Interpretação do Resultado da Avaliação do QI

QI total	Diagnóstico
> 130	Muito superior
120-129	Superior
80-119	Normal
70-79	Limítrofe
< 69	Deficiência intelectual

Os psicoestimulantes, principalmente metilfenidato, são considerados como a primeira linha para o tratamento do TDAH associado ao TEA. No caso de insucesso ou algum outro motivo; na sequência deveria ser utilizado o outro estimulante disponível em nosso meio, como a lisdexanfetamina.

Outras medicações que também podem ser utilizadas são a atomoxetina (não disponível no Brasil), os alfa-agonistas (clonidina) e a guanfacina (esta última também não disponível em nosso meio). Apesar de psicoestimulante ser a medicação de escolha, em alguns casos o uso de neuroléptico (risperidona, aripiprazol etc.) pode ser necessário.

TDAH E COMORBIDADES

Eloisa Helena Rubello Valler Celeri

Transtorno de déficit de atenção e hiperatividade (TDAH) é um transtorno do neurodesenvolvimento com apresentação clínica heterogênea e amplo espectro de severidade e sintomas que podem se sobrepor a outras condições psiquiátricas. Apresenta altas taxas de comorbidades, o que pode tornar complexo o seu diagnóstico e a abordagem terapêutica. Apesar de as taxas de co-ocorrência variarem, dependendo da população estudada (clínica ou não clínica, idade, sexo etc.) e do método utilizado para a avaliação e diagnóstico, pode-se considerar que cerca de 2/3 (dois terços) das crianças e adolescentes com TDAH apresentam pelo menos uma condição comórbida e cerca da metade deles pelo menos duas condições (Polanczyk *et al.*, 2007).

Estudos de acompanhamento demonstram que estas crianças têm mais problemas comportamentais; de autoestima; abandono escolar e pior prognóstico, com maiores prejuízos sociais, emocionais e psicológicos (Spencer *et al.*, 2006).

De forma geral, as comorbidades com transtorno de oposição desafiante (TDO), transtorno específico da linguagem (TDL) e transtorno da eliminação (enurese e encoprese) tendem a ser mais frequentes na criança pequena. No início da idade escolar são mais frequentes os transtornos do desenvolvimento, inteligência limítrofe e deficiência intelectual leve. Pouco depois, aparecem os transtornos ansiosos (transtorno de ansiedade generalizada e transtorno de ansiedade social) e transtornos de tiques, sendo os transtornos do humor, em especial os transtornos depressivos mais prevalentes a partir do período pré-púbere e início da adolescência (Connor *et al.*, 2003).

A identificação e o tratamento específico de qualquer comorbidade são partes fundamentais da construção do projeto terapêutico para uma criança com TDAH.

Tanto na CID 11, quanto no DSM-5 (American Psychiatric Association, 2013), o TDAH passou a fazer parte do capítulo dos transtornos do neurodesenvolvimento, juntamente com os transtornos do espectro autista (TEA), transtornos do desenvolvimento intelectual, transtornos da comunicação, transtornos específicos do aprendizado (leitura, escrita ou matemática) e transtornos motores (coordenação, movimentos estereotipados, tiques).

Este conjunto de transtornos caracteriza-se pela relevância de fatores genéticos em sua etiologia, a idade precoce de início, a continuidade ao longo da vida e a frequente presença de comorbidades, especialmente entre os vários transtornos que fazem parte deste grupo, em função disto optou-se por iniciarmos pela descrição das comorbidades do TDAH e outros transtornos do neurodesenvolvimento.

TDAH E TRANSTORNO ESPECÍFICO DO APRENDIZADO

Ambos os transtornos têm seu início durante o desenvolvimento e caracterizam-se por dificuldades significativas na aquisição e execução de funções específicas. O transtorno do aprendizado ou das habilidades escolares englobam: o transtorno de leitura ou dislexia, definido como uma dificuldade específica e persistente na aquisição eficiente da habilidade de leitura apesar de a criança contar com apoio escolar, inteligência e condição sociocultural adequados para o desenvolvimento desta habilidade (American Psychiatric Association, 2013); o transtorno da expressão escrita e da matemática.

Crianças com TDAH costumam apresentar dificuldades escolares, sendo, com frequência, rotuladas como "preguiçosas ou desmotivadas". Estas dificuldades podem fazer parte do próprio TDAH e podem ser explicadas a partir do perfil conhecido de dificuldades neurocognitivas (resolução de problemas, planejamento, alerta, flexibilidade cognitiva, atenção sustentada, inibição de resposta e memória visual de trabalho), mas uma possibilidade a ser considerada durante o processo de avaliação e diagnóstico é a co-ocorrência de um transtorno do aprendizado. A relação entre estes dois transtornos é bidirecional, sendo a prevalência desta comorbidade alta (31-45%; CADDRA, 2010)

Alguns estudos sugerem que esta comorbidade pode caracterizar um grupo de crianças com TDAH com déficits cognitivos mais severos, apresentando maior prejuízo em funções executivas e não executivas (CADDRA, 2010). Os sintomas comportamentais de ambos transtornos são bastante semelhantes e se sobrepõem (Mayes *et al.*, 2000).

Dificuldades em leitura, escrita ou cálculo e dificuldades em manter a atenção, principalmente em tarefas mais exigentes e dificuldades em seguir e compreender instruções e organização podem ocorrer tanto no TDAH, quanto no transtorno do aprendizado. Se após a otimização terapêutica para TDAH, tais dificuldades permanecerem, ou se começarem a se tornar mais evidentes à medida que as demandas escolares se tornarem maiores, uma avaliação neuropsicológica e fonoaudiológica está indicada, com o objetivo de identificar se as dificuldades acadêmicas são secundárias aos sintomas de TDAH ou poderiam ser atribuídas a déficits nas habilidades escolares (leitura, escrita ou matemática). Uma vez realizado este segundo diagnóstico, alguns ajustes devem ser realizados no projeto terapêutico da criança, e devem envolver psicoeducação da criança e da família, terapia fonoaudiológica, terapia cognitivo--comportamental e adaptações escolares específicas.

TDAH E TRANSTORNO DO ESPECTRO AUTISTA
Clinicamente, sintomas de desatenção e hiperatividade são frequentemente referidos em pacientes com TEA, e crianças e adolescentes com TDAH sofrem com problemas na interação social especialmente com seus pares. Estudos epidemiológicos com comorbidades em TEA reportam prevalências em torno de 30% de diagnósticos de TDAH (Simonoff *et al.*, 2008); sendo esta prevalência 6 vezes maior que a

prevalência mundial de TDAH em crianças e adolescentes (Polanczyk *et al.*, 2007). Da mesma forma, sintomas de TEA em crianças com TDAH são mais elevados (20-50%) que em indivíduos controle-saudáveis (Mulligan *et al.*, 2009; Rommelse *et al.*, 2011).

Uma criança com TEA pode ser descrita como desatenta, por não responder quando chamada, "parece não ouvir", "tem dificuldades de mudar de uma atividade para outra" ou tem hiperfoco, mas estes são sintomas diferentes dos sintomas de pouca atenção, distração ou "parecer estar nas nuvens" típicas do TDAH (Simonoff *et al.*, 2008). No caso da criança com TEA, esta desatenção remete a um déficit na comunicação social e atenção conjunta e não a uma dificuldade das funções atencionais, características do TDAH. Da mesma forma, uma criança com TEA pode parecer hiperativa por causa das estereotipias ou movimentos repetitivos, ou excessivamente inquieta em situações sociais (ansiedade social), comportamentos que podem ser interpretados como sintomas de hiperatividade, mas que, na verdade, fazem parte dos sintomas de TEA, especialmente em suas formas mais severas.

Por outro lado, crianças com TDAH podem apresentar dificuldades sociais, como diminuição da habilidade em ler/compreender pistas sociais, falhas em responder adequadamente às exigências sociais, diminuição das habilidades de comunicação, dificuldades de manter em mente tópicos de uma conversa ou regras de um jogo, que podem levá-las a fugir de situações sociais ou serem rejeitadas pelos colegas.

Os próprios sintomas cardinais que fazem parte do quadro clínico do TDAH também podem comprometer a socialização, uma vez que certos comportamentos impulsivos e intrusivos podem levar a dificuldades em fazer e manter amizades, por dificultarem as respostas sociais e apresentarem dificuldades em distinguir entre um comportamento socialmente apropriado e um não apropriado, condição que pode ser agravada com a co-ocorrência de outros transtornos, como ansiedade social, comportamento opositor e prejuízos cognitivos.

Esta sobreposição de prejuízos torna, muitas vezes, difícil o diagnóstico diferencial entre os dois transtornos e mais ainda o diagnóstico de comorbidade entre os dois. Entretanto, sintomas de TEA podem ocorrer no TDAH, assim como o TDAH pode ser diagnosticado como uma comorbidade no TEA, associando-se a um prejuízo mais severo e uma pior resposta às intervenções, o que torna fundamental uma avaliação cuidadosa, que possibilitará o diagnóstico adequado. Este duplo diagnóstico fica mais evidente na presença de sintomas de hiperatividade, e não estereotipias, impulsividade, pouca atenção e excessiva distração, típicas do TDAH (Rommelse et al., 2011).

As medicações utilizadas para tratamento do TDAH podem ajudar nos sintomas de inquietação, impulsividade e desatenção, porém sua eficácia costuma ser menor, e os efeitos colaterais mais intensos. Com relação aos psicoestimulantes, os efeitos colaterais são muito frequentes, o que costuma levar à suspensão destas medicações, sendo os mais prevalentes: insônia, agressividade, irritabilidade, piora das estereotipias e dos comportamentos repetitivos e das crises de birra sendo os mais comuns.

Assim como na deficiência intelectual, recomendam-se iniciar os psicofármacos com dose mais baixas e escalonar mais lentamente. Os estudos têm demonstrado alguma melhora em 50-60% das crianças com doses de metilfenidato entre (12,5-25 mg/dia de metilfenidato; Research Units on Pediatric Psychopharmacology Autism Network, 2005).

Nos casos em que o diagnóstico principal é TDAH, mas os sintomas de dificuldade social se mantêm, após a otimização do projeto terapêutico para o TDAH, está indicado o encaminhamento para psicoterapia com foco no desenvolvimento de habilidades sociais e regulação das emoções.

TDAH E TRANSTORNOS DE TIQUES/SÍNDROME DE TOURETTE

Cerca de 20% dos pacientes com TDAH apresentam transtornos de tiques comórbidos, levando a implicações clínicas significativas, com aumento do risco para intolerância à frustração, comportamentos agressivos, dificuldades de conduta, piora na qualidade de vida, sendo esta última diretamente associada à severidade do TDAH. Por outro lado, a presença de tiques impacta muito pouco o prognóstico do TDAH.

As causas e os mecanismos fisiopatológicos envolvidos nesta comorbidade tão frequente permanecem, entretanto, pouco claros. Os pais tendem a procurar atendimento em função dos prejuízos que os sintomas de TDAH ocasionam, sendo os tiques raramente o motivo primário da consulta médica, exceto se estes se mostrarem muito severos ou incapacitantes. Além disso, os tiques costumam ter uma apresentação cíclica, com períodos de melhora e piora, por isto recomenda-se investigar cuidadosamente a presença de tiques durante a avaliação de uma paciente com TDAH, especialmente antes da prescrição de estimulantes.

Os psicoestimulantes são efetivos e indicados no tratamento do TDAH e transtornos de tiques comórbidos e, em razão do impacto que o TDAH tem sobre uma criança com transtornos de tiques, o tratamento do TDAH deve ser priorizado (CADDRA, 2010).

Por muitas décadas os clínicos se mostraram relutantes na prescrição de psicoestimulantes, temendo a piora dos tiques. Revisões sistemáticas e metanálises têm sido publicadas, apontando que a relação de uso de estimulantes e aparecimento ou piora de tiques é temporal e não causal, não havendo, portanto, contraindicação na prescrição de psicoestimulantes em pacientes com tiques (Osland *et al.*, 2018). Apesar disto, ainda encontrarmos nas bulas destes psicofármacos uma advertência quanto a não recomendação de uso destes, em pacientes com tiques comórbidos. Questão que necessita ser discutida e orientada durante a consulta, com pais e a criança.

TDAH E TRANSTORNO DESAFIADOR DE OPOSIÇÃO

Pesquisas têm demonstrado que uma criança com TDAH tem cerca de 10 vezes mais risco de apresentar Transtorno Desafiador de Oposição (TDO) ou transtorno de conduta (TC) que crianças sem TDAH (Biederman *et al.*, 1996). Por outro lado, problemas comportamentais, como oposição, desafio, baixa tolerância à frustração, crises de birra, irritabilidade e agressividade (características do

TDO) também podem ocorrer em crianças com TDAH. Isto ocorre porque problemas na regulação das emoções e em administrar frustações também são aspectos do TDAH. Fazer o diagnóstico diferencial entre oposição e desafios próprios da criança e do adolescente normais, daqueles de pacientes com TDAH ou TDO não é tarefa simples, requerendo experiência e conhecimento de desenvolvimentos normal e patológico.

Nos casos de TDAH sem comorbidade com TDO, a otimização do tratamento farmacológico para o TDAH costuma ser suficiente para uma melhora dos sintomas comportamentais de inflexibilidade, teimosia, oposição e agressividade impulsiva e reativa, resultantes da impulsividade e inflexibilidade do TDAH. Caso isto não ocorra, intervenções psicológicas focando estratégias de regulação de emoções e orientação de pais devem ser consideradas (CADDRA, 2010).

TDAH E TRANSTORNO DE CONDUTA/AGRESSIVIDADE

TDAH e TC representam duas entidades complexas e distintas, que podem ocorrer conjuntamente, levando a um pior prognóstico, especialmente se iniciadas antes dos 10 anos; forem acompanhadas de outros transtornos e presença limitada de emoções pró-sociais (falta de culpa/remorso; pouca empatia ou preocupação com o sofrimento do outro; afeto raso e despreocupação com o julgamento do outro).

Trata-se de uma comorbidade grave, persistente e geralmente precedida por TDO. Durante a avaliação torna-se fundamental investigar e diferenciar o comportamento negativista, desafiador, hostil e desobediente, característicos do TDO, do comportamento de violação dos direitos do outro, agressividade, mentira, roubo e vadiagem próprios do TC.

O diagnóstico precoce é fundamental para a construção de um projeto terapêutico mais adequado, capaz de possibilitar um prognóstico mais favorável. Entretanto, é importante ressaltar que menos de 25% das crianças e adolescentes com critérios para TDO vão apresentar os sintomas mais graves característicos do TC (Turgay, 2005).

A coexistência em adolescentes de TDAH e TC pode ser um precursor de comportamento antissocial e início precoce de uso de cigarro de nicotina e outras substâncias psicoativas. O tratamento do TDAH pode auxiliar no controle da agressividade impulsiva, mas não é o suficiente para o tratamento do TC, e um projeto terapêutico mais abrangente incluindo outras intervenções medicamentosas e psicossociais devem ser elaborados (CADDRA, 2010).

TDAH E TRANSTORNOS DE ANSIEDADE

A coexistência de sintomas de TDAH e ansiedade é frequente. Estudos têm reportado que taxas de 25 a 50% das crianças com TDAH sofrem com pelo menos um tipo de transtorno de ansiedade, incluindo ansiedade de separação, ansiedade social e transtorno de ansiedade generalizada (Mulraney *et al.*, 2018), com taxas que vão aumentando ao longo da infância e adolescência.

Entretanto, esta comorbidade tende a receber menos atenção que as comorbidades com TDO e TC, que se expressam por sintomas comportamentais que incomodam e perturbam o ambiente (sintomas externalizantes) e são mais frequentemente objeto de queixas de pais e professores. A presença e o impacto dos transtornos de ansiedade na vida de uma criança com TDAH necessitam ser investigados.

Se a ansiedade causar prejuízo sobre o desenvolvimento da criança, seu tratamento deve ser priorizado. Alguns estudos indicam que as crianças com TDAH e transtorno de ansiedade tendem a ser menos impulsivas; mas, por outro lado, também mais desatentas e com um perfil de maiores dificuldades cognitivas e de funções executivas (Jarrett & Ollendick, 2008), com piora no desempenho acadêmico, na autoestima e outros prejuízos.

É possível que esta maior dificuldade nas funções executivas associadas à evitação (sintoma importante dos transtornos ansiosos na criança, que envolve a evitação clara de uma situação, lugar ou estímulo, mas que pode envolver formas mais sutis, como hesitação, incerteza e isolamento) e um padrão de pensamentos negativos associados à ansiedade tenham um impacto negativo sobre o funcionamento destas crianças.

Pacientes ansiosos apresentam dificuldade de concentração, inquietação e outros sintomas característicos de desregulação das emoções; sintomas que também ocorrem no TDAH. Além disso, tipicamente, a idade de início (idade escolar) dos transtornos ansiosos se sobrepõe ao início das queixas de TDAH.

Portanto, será importante o detalhamento da história clínica (presença de preocupações, sintomas fisiológicos de ansiedade) e de desenvolvimento, tornando-se fundamental a investigação de história familiar de ansiedade e presença de sintomas típicos de TDAH como procura por estímulos e novidades, desinibição (falta de vergonha), dificuldades de organização e gerenciamento do tempo, sintomas que não fazem parte dos sintomas característicos de pacientes que apresentam apenas transtornos ansiosos.

Pela sua prevalência, esta comorbidade deve ser sempre investigada e considerada diante de uma resposta inadequada ao tratamento psicofarmacológico ou no caso de uma piora da atenção em paciente com TDAH controlado (Sciberras *et al.*, 2014).

TDAH E TRANSTORNOS DEPRESSIVOS

Crianças e adolescentes deprimidos podem apresentar desatenção, dificuldades de memória de curto prazo (esquecimentos), irritabilidade, impulsividade, problemas de sono, inquietação, além do humor deprimido; este último nem sempre referido se não for adequadamente investigado. Tipicamente os transtornos depressivos ocorrem de forma cíclica, com períodos de melhora e piora.

Apesar de a desregulação do humor, hiper-reatividade e irritabilidade fazerem parte do quadro clínico do TDAH, a presença de humor deprimido, negatividade, tédio e apatia não são características desta condição (CADDRA, 2010).

Pacientes com TDAH precisam lidar com muitas dificuldades e limitações, o que pode abalar a autoestima, funcionando como fator de risco para depressão e distimia (sentimento persistente de tristeza persistente, apatia, falta de prazer ou satisfação nas coisas da vida). A presença de baixa autoestima, sintomas depressivos ou distímicos precisa ser adequadamente investigada, o que deve incluir avaliação de risco de suicídio.

Alguns estudos sugerem que o tratamento do TDAH pode ser menos efetivo em crianças deprimidas. Além disso, a introdução do psicoestimulante pode favorecer a exacerbação de sintomas disfóricos, piora do sono e do apetite (Davis, 2008); lembrando que estes também costumam ser referidos como efeitos colaterais possíveis, associados ao uso de psicoestimulantes.

TDAH E USO DE SUBSTÂNCIAS

Trata-se de uma comorbidade alta. A literatura aponta que cerca de ¼ dos adultos e ½ dos adolescentes com transtorno de uso de substâncias psicoativas têm TDAH; sendo o TDAH não tratado um fator de risco para estes transtornos, especialmente se houver comorbidade com transtorno de conduta (Wilens, 2007).

O tratamento precoce do TDAH com estimulante reduz ou atrasa o início do uso de substâncias (sendo a maconha a sustância mais frequente) e talvez o uso de cigarro de nicotina na adolescência, sendo que este efeito protetor se perde na idade adulta (Faraone & Wilens, 2007).

IMPORTANTE: Pacientes com abuso/dependência de substância apresentam sintomas de desatenção, inquietação, dificuldades de autocontrole que mimetizam os sintomas de TDAH. Por esta razão não se recomenda fazer um diagnóstico de TDAH em um paciente em uso de substâncias, mesmo com história prévia que sugira esta possibilidade (CADDRA, 2010).

TDAH E TRANSTORNOS DA ELIMINAÇÃO/ENURESE

Estudos têm relatado uma importante associação entre TDAH e transtornos da eliminação, apontando para a necessidade de o clínico rotineiramente investigar sobre a aquisição ou não do controle dos esfíncteres urinário e fecal em todas as crianças com TDAH.

A presença desta comorbidade deve receber intervenção adequada. É também importante que o clínico esteja atento aos comportamentos desafiadores associados ao TDAH que podem impactar a eficácia dos tratamentos para enurese e encoprese, uma vez que estes comportamentos (oposição, déficits de atenção, evitação de uma tarefa) estão associados a piores prognósticos (Mellon *et al.*, 2013).

Vale lembrar que alguns casos de TDAH e enurese diurna podem apresentar melhora após o início do tratamento com psicoestimulantes.

TDAH E TRANSTORNOS DO SONO

A relação entre TDAH e problemas de sono (sono agitado, dificuldades para iniciar o sono, poucas horas de sono, resistência para ir para cama, sonolência diurna, dificuldades para acordar pela manhã); ou transtornos do sono (apneia obstrutiva do sono, síndrome das pernas inquietas, transtorno do ritmo circadiano do sono) é complexa e bidirecional (Hvolby, 2015).

As medicações psicoestimulantes associam-se a dificuldades e distúrbios do sono e podem estar associadas à piora da inquietação na hora de dormir; entretanto, "paradoxalmente" podem também melhorar os sintomas de sono no TDAH. Por isso recomenda-se avaliar a presença de dificuldades e transtornos do sono durante o processo diagnóstico de um paciente com TDAH e após o início da medicação, cabendo ao médico fazer orientações de práticas de higiene do sono, como primeira escolha no tratamento destas dificuldades.

Vale ressaltar que os distúrbios do sono em si podem mimetizar ou exacerbar sintomas de TDAH, uma vez que uma qualidade ruim ou quantidade insuficiente de sono podem levar a sintomas diurnos comportamentais muito semelhantes aos de TDAH, devendo ser investigado, descartado ou tratado antes do início de tratamento do TDAH.

EPILEPSIA E DIFICULDADE ESCOLAR

CAPÍTULO 14

Marilisa Mantovani Guerreiro
Maria Augusta Montenegro

Epilepsia é definida conceitualmente como um distúrbio do cérebro caracterizado por predisposição permanente em gerar crises epilépticas (Fisher *et al.*, 2014). Esta definição é geralmente aceita quando duas crises epilépticas não provocadas ocorrem com intervalo de pelo menos 24 horas entre elas. Eventualmente, aceita-se o diagnóstico de epilepsia quando há uma crise não provocada acompanhada da probabilidade de pelo menos 60% de recorrência de novas crises e quando o diagnóstico de uma síndrome epiléptica permite prever a recorrência (Fisher *et al.*, 2014).

Em 2017, a Liga Internacional Contra Epilepsia (ILAE) apresentou a classificação operacional de tipos de crises epilépticas e de epilepsias (Fisher *et al.*, 2017; Scheffer *et al.*, 2017). Na classificação de crises epilépticas, a comissão privilegiou o início das crises e, portanto, elas foram classificadas como focais, generalizadas ou de início desconhecido. As crises focais são as que se originam dentro de redes neuronais limitadas a um hemisfério cerebral, e as crises generalizadas são aquelas que se originam em algum ponto de uma rede neuronal, mas rapidamente recrutam redes neuronais bilateralmente distribuídas. As crises focais podem ainda ser classificadas como perceptivas ou disperceptivas, segundo a preservação ou comprometimento da percepção do meio ambiente.

Essa mesma comissão reconheceu os seguintes tipos de epilepsias: focais; generalizadas; focais e generalizadas combinadas; ou desconhecidas. Essas informações culminam com o diagnóstico de síndromes epilépticas, sabendo-se que nem todas as epilepsias podem ser encaixadas nas síndromes epilépticas. Além disso, a comissão aponta para as possíveis etiologias das epilepsias: estrutural; genética; infecciosa; metabólica; imunológica; ou, desconhecida. Finalmente, chega-se às comorbidades que podem acompanhar qualquer quadro epiléptico.

Crianças com epilepsia têm maior frequência de comorbidades que podem causar distúrbios de aprendizado, mas a grande maioria tem cognição normal e terá suas crises controladas com fármacos antiepilépticos. Após alguns anos de tratamento, muitos pacientes poderão suspender a medicação e nunca mais terão crises epilépticas. Mesmo assim epilepsia pode ter impacto muito grande no rendimento escolar das crianças.

A literatura mostra que epilepsias sintomáticas (estruturais e metabólicas), déficit intelectual, idade precoce de início, duração prolongada da epilepsia ativa, crises epilépticas frequentes e politerapia são fatores preditivos de disfunções cognitivas e comportamentais (Engel, 2006; Thome-Souza *et al.*, 2004; Auvin *et al.*, 2018).

Nas últimas duas décadas, entretanto, vêm sendo progressivamente reconhecidas as comorbidades que se associam à epilepsia, mesmo quando as variáveis listadas anteriormente não estão presentes. Este é o nosso enfoque no presente capítulo.

As principais comorbidades na infância são: cefaleia/migrânea; comorbidades cognitivas (transtorno do déficit de atenção, disfunção executiva, dislexia, processamento auditivo) e comorbidades psiquiátricas (depressão, ansiedade, transtorno do espectro autista e impulsividade).

Abordaremos a seguir as comorbidades cognitivas que justificam a maior parte das queixas escolares nas crianças com epilepsia e sem etiologia estrutural ou metabólica.

TRANSTORNO DE DÉFICIT DE ATENÇÃO E HIPERATIVIDADE (TDAH)

TDAH é a mais frequente comorbidade em crianças com epilepsia, podendo ocorrer em até 70% das casuísticas, a depender dos critérios de inclusão utilizados e da metodologia empregada. Interessante notar que TDAH pode preceder epilepsia, uma vez que a desatenção é duas vezes mais frequente em crianças quando a primeira crise epiléptica ocorre, se comparadas a crianças sem epilepsia (Dunn *et al.*, 2003; Dunn *et al.*, 2009; Auvin *et al.*, 2018).

De forma geral, a prevalência de TDAH na população infantil é de 3 a 5%, com predomínio do tipo combinado, e o sexo masculino é o mais afetado. Em crianças com epilepsia, a prevalência de TDAH é 3 a 5 vezes maior, o tipo predominante é o desatento e não há preferência entre os sexos masculino e feminino (American Psychiatric Association, 2013; Jones *et al.*, 2007; MacAllister *et al.*, 2014; Russ *et al.*, 2012; Cohen *et al.*, 2013; Auvin *et al.*, 2018).

A alta prevalência é justificada pela extensa rede neuronal da atenção que compreende várias áreas cerebrais, como córtex frontal, córtex parietal posterior, giro do cíngulo e estruturas reticulares. Em outras palavras, a extensa rede neuronal da atenção permeia várias regiões cerebrais que podem estar com a função comprometida, caso haja sobreposição da rede neuronal da epilepsia.

Um estudo com 60 crianças com epilepsia "idiopática" (não estrutural/metabólica) com várias escalas (Duran *et al.*, 2014). Oito pacientes (13%) apresentaram TDAH. Foi encontrado baixa taxa de comorbidade em relação a outros estudos, entretanto, provavelmente isto ocorreu porque nenhum dos pacientes encontrava-se em fase ativa da epilepsia, sendo que vários deles já estavam sem uso de fármacos antiepilépticos. Como não havia a interferência de crises epilépticas e/ou fármacos na maioria das crianças, os dados reforçam a ideia de que o cérebro desses pacientes deve albergar alterações neurobiológicas responsáveis tanto pela epilepsia, quanto pelo TDAH.

Conforme apontado em recente revisão sobre o tratamento de TDAH em crianças com epilepsia, não costuma haver impedimento para o tratamento com metilfenidato em crianças que apresentam essa comorbidade (Auvin *et al.*, 2018).

Por causa do maior risco de TDAH em crianças com epilepsia, elas devem ser avaliadas aos 6 anos de idade e após isto anualmente.

DISFUNÇÃO EXECUTIVA

Função executiva refere-se à habilidade em manter uma sequência apropriada de ações em um período para alcançar objetivos futuros (Baddeley *et al.*, 2001).

A avaliação neuropsicológica realizada em 25 crianças com epilepsia da infância com espículas centrotemporais (EIECT) e em 28 crianças que compuseram o grupo-controle mostrou déficit da função executiva foi significativamente mais frequente na amostra com epilepsia, a despeito de nível intelectual normal (Neri *et al.*, 2012). Esses dados foram confirmados em outro estudo (Lima *et al.*, 2018) que também mostrou que TDAH impacta negativamente as funções executivas em pacientes com epilepsia. Outros autores corroboraram nossos achados em EIECT (Filippini *et al.*, 2016) e em outra forma de epilepsia com boa evolução (Gencpinar *et al.*, 2016).

A avaliação do perfil executivo de crianças com EIECT e de crianças com epilepsia de lobo temporal (ELT), mostrou que os perfis cognitivos são distintos entre os dois grupos (Lima *et al.*, 2017). Pacientes com ELT apresentam pior *performance* em flexibilidade mental, formação de conceito e memória de trabalho, enquanto pacientes com EIECT apresentam pior controle inibitório e processamento mental mais lento, quando os dois grupos são comparados.

DISLEXIA

Este assunto é pouco abordado na literatura. Em extensa avaliação neuropsicológica e de linguagem, 31 crianças com EIECT foram pareadas com um grupo de 31 crianças sem queixas neurológicas (Oliveira *et al.*, 2014). Os dados mostraram que dislexia ocorreu em quase 20% das crianças com EIECT. Consciência fonológica, leitura, escrita, aritmética e testes de memória mostraram diferença estatisticamente significativa quando os dois grupos foram comparados.

Dificuldade na leitura e escrita em crianças com EIECT também foi observada por outros autores (Lindgren *et al.*, 2004; Northcott *et al.*, 2005; Vinayan *et al.*, 2005; Papavisiliou *et al.*, 2005). Não há uniformidade, entretanto, na terminologia adotada nos diferentes estudos que investigaram esse tema, mas os achados dos diversos estudos são concordantes.

LINGUAGEM E PROCESSAMENTO AUDITIVO CENTRAL

O córtex auditivo primário desempenha papel fundamental na discriminação e reconhecimento do som. Esse processamento auditivo pode estar alterado se houver déficit neurofisiológico causado por atividade epiléptica nessa região. Em outras palavras, distúrbios da função cortical nos lobos temporais e áreas centrotemporais podem ocorrer em crianças com epilepsia de lobo temporal e EIECT, basicamente pela proximidade com os giros responsáveis pela recepção sonora e sua interpretação, como os giros de Heschl (Musiek *et al.*, 2005).

Crianças com epilepsia quando comparadas ao grupo-controle sem epilepsia apresentam pior desempenho em habilidades de linguagem e de processamento auditivo central (Boscariol *et al.*, 2015). Esses achados foram confirmados em outros estudos (Lundberg *et al.*, 2005; Meneguello *et al.*, 2006; Chayasiriso *et al.*, 2007; Verrotti *et al.*, 2011; Jackson *et al.*, 2019).

FISIOPATOLOGIA DAS COMORBIDADES

Há muito se sabe que as comorbidades não estão presentes em crianças apenas durante a fase ativa da epilepsia (Oostrom *et al.*, 2003; Berg *et al.*, 2005; Jones *et al.*, 2007). Ao contrário, sugere-se que o cérebro dessas crianças albergue alterações sutis que são responsáveis tanto pela epilepsia, como pelas comorbidades.

Estudos realizados na última década com recursos avançados de neuroimagem apontaram que há anomalias no desenvolvimento cerebral de crianças com epilepsia que antecedem a instalação do quadro epiléptico. Observou-se diferença nos volumes de substâncias branca e cinzenta no início da epilepsia, assim como no desenvolvimento prospectivo do cérebro dessas crianças (Tosun *et al.*, 2011), quando comparadas a um grupo-controle adequado. Esses pesquisadores propuseram que seus achados mostram que o desenvolvimento cognitivo pode ser afetado pela redução da conectividade cerebral e pode também relacionar-se com déficit da função executiva muitas vezes relatada nessa população (Hermann *et al.*, 2010). Mais recentemente, esses autores confirmaram, através de um modelo matemático (Garcia-Ramos *et al.*, 2019), que seus dados evidenciam que os cérebros de crianças com EIECT divergem daqueles de crianças normais.

OUTRAS CONSIDERAÇÕES

Epilepsia na infância também tem impacto na atitude dos professores e frequência escolar dos pacientes. Quase 90% dos pacientes com epilepsia deixam de ir à escola pelo menos um dia ao ano por causa da necessidade de consultas médicas, exames, ocorrência de crises etc. Estudos mostram que cerca de 60% das crianças com epilepsia já apresentaram pelo menos uma crise epiléptica na escola, e 24% dos professores não se sentem confortáveis para lidar com a situação (Aguiar *et al.*, 2007).

Com exceção do estado de mal eletrográfico do sono, onde o paciente apresenta atividade epileptiforme quase contínua durante o sono (mais que 85% do traçado), não há nenhuma evidência que a alteração epileptiforme registrada no EEG traga prejuízo ao aprendizado. Portanto, não há necessidade de aumentar a dose do fármaco antiepiléptico até normalizar os achados do EEG em pacientes com epilepsia. Ao contrário, doses muito altas de medicação podem aumentar os efeitos colaterais cognitivos, sonolência e piorar a atenção etc.

De maneira geral, lamotrigina, rufinamida e levetiracetam têm pouco efeito colateral cognitivo (Bootsma *et al.*, 2006; Moavero *et al.*, 2017). Fenobarbital, topiramato e clobazam frequentemente causam piora cognitiva. Politerapia, uso de mais de um fármaco antiepiléptico com o mesmo perfil de efeito adverso e dose da medicação estão relacionados com piora da cognição da criança com epilepsia (Moavero *et al.*, 2017).

Pacientes com epilepsia devem ser monitorizados durante as consultas de rotina quanto à possibilidade de dificuldade escolar (Colin *et al.*, 2014).

Mais uma vez, é importante lembrar que metilfenidato é seguro e dever ser utilizado sempre que necessário em pacientes com epilepsia e comorbidade com transtorno do déficit de atenção e hiperatividade (Auvin *et al.*, 2018).

SÍNDROMES EPILÉPTICAS
Epilepsia Ausência Infantil

A epilepsia ausência infantil é um tipo de epilepsia muito frequente na infância. O início das crises ocorre geralmente entre 3 e 8 anos de idade. Acomete tanto meninas como meninos, mas é um pouco mais frequente em meninas. A crise de ausência é caracterizada por perda súbita da consciência, a criança interrompe suas atividades, com expressão facial imóvel e frequentemente associada a piscamentos rápidos e/ou discretos automatismos orais. A duração é curta, em geral 10 a 20 segundos. Logo após a crise de ausência a criança volta a fazer suas atividades normalmente.

Geralmente a criança apresenta inúmeras crises de ausência ao dia. Pode haver dificuldade escolar porque durante as crises de ausência a criança apresenta comprometimento da consciência e pode perder parte do que está sendo explicado. Em alguns casos a escola pode achar que se trata apenas de falta de atenção.

O diagnóstico da epilepsia ausência infantil é feito pelo neurologista infantil. Os sintomas descritos pela família costumam ser suficientes para suspeitar-se do diagnóstico. A confirmação é feita com a prova da hiperpneia, onde se pede para a criança hiperventilar (respirar rápido, soprar um cata-vento etc.) por três minutos.

O teste da hiperpneia pode ser inicialmente feito no próprio consultório e em seguida durante o exame de eletroencefalograma. Pacientes com epilepsia ausência infantil sem tratamento apresentarão uma crise de ausência durante este teste. O exame de eletroencefalograma registrará a alteração cerebral que acompanha a crise de ausência e confirmará o diagnóstico.

O tratamento da epilepsia ausência infantil é medicamentoso com fármacos antiepilépticos por pelo menos dois anos. A medicação de escolha é a etossuximida, por causa do menor efeito adverso cognitivo. Valproato é a segunda opção, seguido de lamotrigina (Glauser *et al.*, 2010). As crises costumam ser facilmente controladas, e o prognóstico é excelente. Após dois anos sem crises de ausência, geralmente, a medicação pode ser suspensa.

A criança com epilepsia ausência infantil tem inteligência normal. As medicações são muito eficazes e praticamente não têm efeito sedativo, ou seja, não devem atrapalhar o rendimento escolar. A medicação de escolha é a etossuximida pois é tão eficaz quanto o valproate mas tem menos efeito colateral cognitivo (principalmente atenção; Glauser *et al.*, 2010)

Se a dificuldade escolar persistir mesmo após o controle das crises de ausência deve-se prosseguir a investigação da dificuldade escolar; pois, pode haver alguma comorbidade associada. Transtorno do déficit de atenção é mais frequente em crianças com epilepsia ausência infantil quando comparadas à população em geral.

Epilepsia da Infância com Espículas Centrotemporais

EIECT (ou epilepsia rolândica) é o tipo mais comum de epilepsia na infância. As crises são focais e geralmente acometem crianças com desenvolvimento neuropsicomotor normal. A crise típica é caracterizada por parestesia unilateral na face ou língua, desvio tônico da rima bucal unilateral, dificuldade de fala e sialorreia. Alguns pacientes apresentam crise tônico-clônica bilateral, principalmente no início do sono ou pela manhã, próximo ao despertar.

Apesar de ser um tipo de epilepsia com remissão das crises epilépticas após a adolescência, considerada como tendo ótima evolução, pacientes com esse tipo de epilepsia podem apresentar dificuldade escolar (Capelatto *et al.*, 2012; Lima *et al.*, 2017).

TDAH é uma das comorbidades mais frequentes em pacientes com EIECT, podendo acometer de 30 a 50% dos pacientes (Holtmann *et al.*, 2006; Tovia *et al.*, 2011; Lima *et al.*, 2018). Entretanto, muitas vezes o foco não só do médico, mas também da família, está apenas no controle das crises epilépticas.

Em razão da alta frequência de TDAH em crianças com esse tipo de epilepsia, elas devem ser avaliadas periodicamente durante as consultas de rotina. Caso haja necessidade, psicoestimulante (metilfenidato) pode ser utilizado mesmo quando não houver controle completo das crises (Auvin *et al.*, 2018).

Epilepsia do Lobo Temporal

Epilepsia do lobo temporal é um tipo de epilepsia focal, geralmente causada por atrofia hipocampal ou tumores de baixo grau, localizados no lobo temporal. Pacientes com epilepsia do lobo temporal apresentam crises caracterizadas por sensação epigástrica, medo, olhar parado e palidez associados à postura distônica do braço contralateral à lesão cerebral que está causando as crises.

Apesar de a maioria dos pacientes não apresentar déficit cognitivo, dificuldade escolar é muito frequente. A avaliação neuropsicológica frequentemente mostra alterações de memória, flexibilidade mental, fluência verbal e dificuldades atencionais (Guimarães *et al.*, 2014; Lima *et al.*, 2017).

O tratamento da desatenção não é fácil; pois, por haver lesão estrutural no sistema nervoso central, a resposta ao tratamento com psicoestimulante não é tão boa quanto à observada em pacientes com neuroimagem normal. Além disso, o uso de fármacos antiepilépticos em politerapia ou em doses altas contribui para o rendimento escolar insatisfatório.

Crianças com epilepsia do lobo temporal farmacorresistente apresentam recuperação funcional da memória e atenção melhor do que adultos (Gleissner *et al.*, 2005). Portanto, a indicação do tratamento cirúrgico da epilepsia deve ser considerada precocemente, não só visando ao controle das crises, mas também à preservação do potencial neuropsicológico (memória, atenção etc.).

SUGESTÕES PARA ADAPTAÇÃO NA ESCOLA:

- É importante avisar os professores que o paciente pode apresentar crise epiléptica durante a aula.
- Orientar riscos durante eventual aula de natação na educação física.
- Orientar professores em como proceder durante uma crise epiléptica.
- Evitar tomar a medicação na escola, sempre dar preferência para administrar o fármaco antiepiléptico em casa.

Em caso de crise epiléptica na escola, levar ao hospital ou chamar ambulância, apenas se a crise durar mais do que 5 minutos.

INCLUSÃO ESCOLAR

CAPÍTULO 15

Isabela Almeida de Medeiros
Alexandre Gindler de Oliveira
Gitla Gindler de Oliveira

De acordo com a Organização Mundial da Saúde (OMS), com dados de 2011, "mais de um bilhão de pessoas em todo o mundo convivem com alguma forma de deficiência", ou seja, um a cada sete indivíduos (OMS, 2011).

No Brasil, segundo o último Censo fornecido pelo Instituto Brasileiro de Geografia e Estatística (IBGE), são mais de 45 milhões de pessoas com deficiência, que corresponde a aproximadamente 24% da população do país (IBGE, 2010).

Segundo o IBGE, há discrepância expressiva entre o nível de escolaridade daqueles que possuem ou não algum tipo de deficiência. Mais de 61% da população com 15 anos ou mais, com deficiência, não têm instrução ou têm apenas o fundamental incompleto; esse porcentual cai para 38,2%, no caso de pessoas sem deficiência.

Nesse contexto, mostra-se fundamental compreender como a deficiência vem sendo enfrentada no âmbito internacional e nacional a partir da análise dos principais documentos internacionais sobre o tema, notadamente a Declaração de Salamanca e a Convenção sobre a Pessoa com Deficiência, e de dispositivos constitucionais e infraconstitucionais da legislação pátria, com ênfase no direito à educação; e alguns desafios da educação inclusiva no que atina a questões pedagógicas.

Ressaltamos que não temos a pretensão de esgotar o vasto tema neste estudo, desenvolvido por meio de levantamento bibliográfico e análise documental (legislativa), mas somente de realizar uma análise da evolução legislativa internacional e nacional e de apresentar alguns desafios decorrentes da educação inclusiva no que atina a questões pedagógicas.

IMPORTÂNCIA DA INCLUSÃO ESCOLAR E DA EVOLUÇÃO LEGISLATIVA INTERNACIONAL E NACIONAL

Inclusão é muito mais do que fazer uma rampa na calçada ou entrada de um prédio. Inclusão refere-se não somente às atividades pedagógicas, mas também às atividades sociais, profissionais e de lazer.

Na escola, inclusão deve possibilitar que toda criança ou adolescente possa não só frequentar a sala de aula da rede regular de ensino, mas efetivamente usufruir e participar do processo de aprendizado. Sem nenhuma exceção. A inclusão escolar deve permitir que o aluno desenvolva não só suas habilidades pedagógicas, mas também deve prepará-lo para que possa participar da sociedade como um todo.

A inclusão, portanto, difere-se da integração, visto que a partir deste posicionamento teórico-metodológico nem todos os alunos com deficiência caberiam na rede regular de ensino, sendo necessária uma seleção prévia dos que estivessem aptos. Já a inclusão, conforme dito, preza por todos os alunos, sem exceção, frequentarem a sala de aula do ensino regular, prevendo, assim, a inserção escolar de forma completa e sistemática (Mantoan, 2003).

A inclusão bem feita não só permite o desenvolvimento da criança incluída, mas também permite que as outras crianças possam vivenciar a diferença. Todos aprenderão que não tem problema ser diferente, mas que o diferente não é melhor nem pior que ninguém.

A inclusão, desse modo, promove a diversidade e prioriza uma educação voltada para a cidadania global, plena, livre de preconceitos e que reconhece e valoriza as diferenças (Mantoan, 2003).

Nesse contexto, mostra-se fundamental pontuar que a visão sobre as pessoas com deficiência nem sempre foi inclusiva. Ao longo de milhares de anos, as pessoas com deficiência foram tidas como inválidas, incapazes, inaptas e inferiores, sendo que essa discriminação podia ser facilmente observada por meio das leis existentes nos primórdios da humanidade.

Contudo, significativos foram os avanços já conquistados no campo jurídico até o momento.

Tanto no cenário internacional, quanto no cenário nacional, ao longo dos anos surgiram e continuam surgindo debates acerca deste relevante assunto. Foram realizadas conferências e convenções internacionais e elaboradas cartas, documentos e declarações que contribuem para a ampliação dos direitos das pessoas com deficiência. No âmbito escolar, propõe-se a criação de um novo modelo de educação – centrado na criança – que gera reflexos sociais, como o respeito às diferenças e a eliminação da discriminação.

São vários decretos, portarias, resoluções, notas técnicas e leis que dispõem sobre o tema, cujos principais serão abordados a seguir, por ordem cronológica.

Merece destaque, neste contexto, a importância da positivação da dignidade humana como valor jurídico, a ser preservado universalmente, proclamado pela Declaração Universal dos Direitos Humanos (1948), posteriormente ao fim da Segunda Guerra Mundial, e o surgimento da Organização das Nações Unidas (ONU) para oferecer respostas às discriminações perpetradas e consolidação de sistemas de proteção aos direitos humanos, com ênfase nos grupos historicamente marginalizados.

No Brasil, a Constituição Federal de 1988 ao estabelecer que tem como fundamentos a **cidadania e a dignidade da pessoa humana** (art. 1º, incisos II e III); que tem como um de seus **objetivos fundamentais promover o bem de todos, sem preconceitos** de origem, raça, sexo, cor, idade **e quaisquer outras formas de discriminação** (art. 3º, inciso IV); que a **educação** é direito de todos e dever do Estado e da família e será promovida e incentivada pela sociedade **visando ao pleno desenvolvimento da pessoa, seu** preparo para o exercício da cidadania e sua qualificação para o trabalho (art. 205) e que o ensino será ministrado com base no **princípio da igualdade de condições para o acesso e permanência na escola** (art. 206, inciso I) traz dispositivos fundamentais no tocante à educação escolar para pessoas com deficiência, respaldando que os avanços se deem de forma inclusiva (Brasil, 1988).

Já a Declaração de Salamanca, que é uma resolução da Organização das Nações Unidas (ONU) e foi concebida na Conferência Mundial sobre Educação Especial, em Salamanca, na Espanha, em 1994, trata dos princípios, política e prática em educação especial e estabelece entre outras coisas que:

- Toda criança tem direito fundamental à educação e deve ser dada a ela a oportunidade de atingir e manter um nível adequado de aprendizagem;
- Toda criança possui características, interesses, habilidades e necessidades de aprendizagem únicas; sistemas e programas educacionais devem ser designados e implantados para contemplar a ampla diversidade dessas características e necessidades;
- Crianças com necessidades educacionais especiais devem ter acesso à escola regular, que deve acomodá-las através de uma pedagogia centrada na criança, capaz de satisfazer tais necessidades;
- Escolas regulares que possuam tal orientação inclusiva constituem os meios mais eficazes de combater atitudes discriminatórias criando-se comunidades acolhedoras, construindo uma sociedade inclusiva e alcançando a Educação para todos.

Tal declaração se apresenta, portanto, como um marco internacional ao dar orientações para ações em níveis regionais, nacionais e internacionais sobre a estrutura da Educação Especial e garantir direitos às pessoas com deficiência no âmbito educacional.

Por sua vez, a Lei de Diretrizes e Bases da Educação Nacional (Lei nº 9.394/1996) apresentou avanços com relação ao tema, mas também trouxe trechos controversos ao prever, por exemplo, que seria possível a substituição do ensino regular pelo ensino especial, o que não estaria de acordo com a Constituição Federal segundo o entendimento de alguns juristas brasileiros (Fávero & Ramos, 2002).

Já a Convenção Internacional dos Direitos da Pessoa com Deficiência e seu Protocolo Facultativo, que foram inseridos no ordenamento jurídico brasileiro através da promulgação do Decreto nº 6.949/2009, de 25 de agosto de 2019 e possuem *status* de Emenda Constitucional, conceituaram "pessoa com deficiência", ponderando, contudo, que se trata de conceito em evolução; reconheceram liberdade e autonomia a este grupo de pessoas e prezaram pela consagração da diferença entre "deficiência" e "incapacidade" ao trazerem, entre outros princípios, o da não discriminação, da plena e efetiva participação e inclusão na sociedade, igualdade de oportunidades e acessibilidade.

No âmbito da educação, determinaram que os Estados Partes (que é o caso do Brasil) deverão assegurar sistema educacional inclusivo em todos os níveis, capacitar profissionais e equipes atuantes em todos os níveis de ensino e investir em técnicas e materiais pedagógicos apropriados.

E, por fim, previram que os Estados Partes também modifiquem leis e práticas que sejam discriminatórias às pessoas com deficiência (Brasil, 2009).

Sob este mandato, o Brasil editou a Lei nº 13.146 de 06 de julho de 2015, o Estatuto da Pessoa com Deficiência, também denominada "Lei de Inclusão da Pessoa com Deficiência" (Anexo 1).

Para aqueles que acompanharam, de forma efetiva, a tutela dos direitos das pessoas com deficiência, a legislação não trouxe muitas novidades, visto que apenas conferiu efetividade aos dispositivos da Convenção sobre os Direitos da Pessoa com Deficiência, no ordenamento jurídico interno. Já para a parcela da população que desconhecia a lei internacional, as inovações foram extremamente significativas.

A nova legislação, extensa e detalhada, previu que "toda pessoa com deficiência tem direito à igualdade de oportunidades com as demais pessoas e não sofrerá nenhuma espécie de discriminação" (art. 4º), sendo considerada "discriminação em razão da deficiência toda forma de distinção, restrição ou exclusão, por ação ou omissão, que tenha o propósito ou o efeito de prejudicar, impedir ou anular o reconhecimento ou exercício dos direitos e liberdades fundamentais de pessoa com deficiência, **incluindo a recusa de adaptações razoáveis e do fornecimento de tecnologias assistivas**" (art. 4º, §1º).

No tocante ao direito à educação estabeleceu que "a educação constitui **direito** da pessoa com deficiência, assegurados um sistema educacional inclusivo em todos os níveis e o aprendizado ao longo de toda a vida, **de forma a alcançar o máximo desenvolvimento possível de seus talentos e habilidades físicas, sensoriais, intelectuais e sociais, segundo suas características, interesses e necessidades de aprendizagem**" (art. 27).

Além disso, imputou ao poder público a responsabilidade de "assegurar, criar, desenvolver, implementar, incentivar, acompanhar e avaliar" (art. 28): "o aprimoramento dos sistemas educacionais, visando a garantir condições de acesso, permanência, participação e aprendizagem, por meio da **oferta de serviços e recursos de acessibilidade que eliminem as barreiras e promovam a inclusão plena**" (inciso II); " projeto pedagógico que institucionalize o atendimento educacional especializado, assim como demais serviços e adaptações razoáveis, para atender as características dos estudantes com deficiência e **garantir o seu pleno acesso ao currículo em condições de igualdade, promovendo a conquista e o exercício de sua autonomia**" (inciso III); "a adoção de medidas de apoio que favoreçam o **desenvolvimento dos aspectos linguísticos, culturais, vocacionais, profissionais, levando em conta o talento, a criatividade, as habilidades e os interesses do estudante com deficiência**" (inciso IX) entre outras providências.

Também dispôs que às instituições privadas, de qualquer nível e modalidade de ensino, aplica-se obrigatoriamente o disposto nos incisos acima mencionados e nos tantos outros contidos no referido artigo da legislação e, além disso, que é vedada a cobrança de valores adicionais de qualquer natureza em suas mensalidades, anuidades e matrículas no cumprimento destas determinações (§1; Brasil, 2015).

Desse modo, ao contrário do que muitas famílias acreditam, fazer adaptações no ambiente escolar não é um favor, mas sim uma obrigação, de modo que deve fazer parte do plano de trabalho da instituição de ensino, a qual não pode se negar a matricular alunos com deficiências.

Para se dizer inclusiva, uma escola deve buscar constantemente novas estratégias para atingir este objetivo, especialmente nas práticas educacionais, com o envolvimento muito mais do que a simples organização de espaços e materiais, ou seja, com o engajamento também de diferentes segmentos e pessoas. Segundo o documento elaborado pelo Ministério da Educação (Brasil, 2000), tais adaptações podem ser classificadas como de pequeno ou de grande porte.

As Adaptações Curriculares de Pequeno Porte (Adaptações Não Significativas) são modificações promovidas no currículo, pelo professor, de forma a permitir e promover a participação produtiva dos alunos que apresentam necessidades especiais no processo de ensino e aprendizagem, na escola regular, juntamente com seus parceiros coetâneos [colegas da mesma faixa etária]. São denominadas de Pequeno Porte (Não Significativas) porque sua implementação encontra-se no âmbito de responsabilidade e de ação exclusivos do professor, não exigindo autorização, nem dependendo de ação de qualquer outra instância superior, nas áreas política, administrativa e/ou técnica (Brasil, 2000).

São consideradas adaptações de pequeno porte:

- Criar condições físicas, ambientais e materiais para a participação do aluno;
- Favorecer os melhores níveis de comunicação e de interação;
- Favorecer a participação do aluno nas atividades escolares;

- Atuar para a aquisição dos equipamentos, recursos e materiais específicos;
- Adaptar materiais;
- Adotar sistemas alternativos de comunicação.;
- Favorecer a eliminação de sentimentos de inferioridade;
- Posicionar o aluno de forma a facilitar-lhe o deslocamento na sala de aula, especialmente no caso dos que utilizam cadeiras de rodas, bengalas, andadores etc.;
- Utilizar recursos ou equipamentos que favoreçam a realização das atividades propostas em sala de aula: pranchas para escrita, presilhas para fixar o papel na carteira, suporte para lápis (favorecendo a preensão), presilha de braço, cobertura de teclado etc.;
- Utilizar os recursos ou equipamentos disponíveis que favoreçam a comunicação dos que estiverem impedidos de falar: sistemas de símbolos (livro de signos, desenhos, elementos pictográficos, ideográficos ou outros, arbitrários, criados pelo próprio professor juntamente com o aluno, ou criado no ambiente familiar etc.), auxílios físicos ou técnicos (tabuleiros de comunicação, sinalizadores mecânicos, tecnologia de informática);
- Utilizar textos escritos complementados por material em outras linguagens e sistemas de comunicação (desenhos, fala etc.).

De outro lado, as adaptações curriculares de grande porte são ajustes cuja implementação depende de decisões e de ações técnico-político-administrativas, que extrapolam a área de ação específica do professor, e que são da competência formal de órgãos superiores da Administração Educacional Pública (Brasil, 2000, p.10).

Destas, podem-se destacar: a adaptação de acesso ao currículo (como criação de condições físicas, ambientais e materiais para o aluno, e a capacitação continuada dos professores e demais profissionais da educação), adaptação de objetivos (eliminação de objetivos básicos ou introdução de objetivos específicos, complementares ou alternativos), adaptação de conteúdos (tal qual aos objetivos, eliminação de conteúdos básicos ou criação de conteúdos específicos, complementares ou alternativos), adaptação de método do ensino e de organização didática (organização da sala de aula, com possível necessidade de profissionais especializados), de sistema de avaliação (reformulações nas certificações para estabelecimento de um processo de avaliação contínua) e de temporalidade (ajuste no tempo de permanência de um aluno e determinada série).

Assim, sejam de pequeno ou grande porte, rompendo ou não barreiras atitudinais, a mera adoção das adaptações não garantirá, por si só, a inclusão. É imprescindível que o pensamento coletivo da escola seja alterado, perseguindo, de fato, a almejada inclusão.

Reforçando todas estas determinações normativas, foi promulgada a Lei nº 16.925/2019 (Anexo 2), válida para o Estado de São Paulo, que estabeleceu sanções àqueles que discriminassem a criança ou adolescente portador de deficiência ou doença crônica nos estabelecimentos de ensino, creches ou similares, em instituições públicas ou privadas. Segundo o artigo 5º desta lei, o agente que discriminar crianças ou adolescentes nos locais indicados estará sujeito à advertência (inciso I); multa de até 1.000 (mil) Unidades Fiscais do Estado de São Paulo – UFESPs (inciso II) e multa de até 3.000 (três mil) UFESPs, em caso de reincidência (inciso III) (Brasil, 2019), ou seja, através de sanções pecuniárias o legislador estadual buscou promover a conscientização da população para a não discriminação.

Não obstante, portanto, os significativos avanços legislativos internacionais e nacionais ao longo desses anos, mostra-se pertinente analisar alguns desafios a serem superados pelos diferentes agentes sociais (professores, comunidade escolar, pais, alunos) para a efetividade das normas.

DESAFIOS DA INCLUSÃO ESCOLAR
Para Maria Teresa Eglér Mantoan (Mantoan, 2003), uma das maiores especialistas do Brasil em educação inclusiva, "mesmo sob a garantia da lei, podemos encaminhar o conceito de diferença para a vala dos preconceitos, da discriminação, da exclusão", de modo que se faz necessário um olhar atento para a questão.

Acerca desse ponto, a educadora assegura que "é preciso mudar a escola e, mais precisamente, o ensino nela ministrado" para que a inclusão ocorra, sendo tarefas fundamentais em seu entendimento:

- Recriar o modelo educativo (focando em "o que" e "como" é ensinado aos alunos, para o desenvolvimento de seres éticos, justos, autônomos, críticos e não apenas alunos que dominam somente datas, fórmulas, conceitos justapostos e fragmentados);
- Reorganizar pedagógica e administrativamente as escolas (com a alteração do projeto político-pedagógico, a integração de áreas do conhecimento e o aumento dos trabalhos coletivos);
- Garantir aos alunos tempo e liberdade para aprender (a partir da adoção de uma pedagogia ativa, dialógica, interativa, voltada para o ensino de todos os alunos, sem exceções, e não por meio de uma visão unidirecional, individualizada e hierárquica do saber);
- Formar, aprimorar e valorizar o professor para que tenha estímulo para ensinar todos os alunos, sem exclusões ou exceções.

Ou seja, mostra-se necessária a realização de um processo de mudança e reorganização da escola para que todos os alunos, sem exceção, tenham o direito de aprender juntos, independentemente de suas condições físicas, linguísticas, intelectuais, sociais e emocionais, o que envolveria modificações no próprio ambiente escolar, nas matérias de ensino-aprendizagem, nos critérios de avaliação do rendimento escolar e de promoção nas séries.

Neste contexto, a valorização e o estímulo dos docentes também se apresentam como ponto importante, visto que parte dos professores do ensino regular que se consideram incompetentes para lidar com as diferenças nas salas de aula, especialmente atender os alunos com deficiência (Mittler, 2000), em virtude da falta de formação específica (Faria & Camargo, 2018). Desse modo, a realização de cursos de formação, de capacitação, de educação continuada e, também, realização de encontros entre professores e gestores escolares, para escuta e reflexão de situações cotidianas ocorridas ao longo do processo de inclusão (Briant & Oliver, 2012) poderia auxiliá-los e estimulá-los.

Além disso, mostra-se fundamental o envolvimento dos alunos, dos pais, bem como da comunidade escolar nesse processo. O estreitamento dos laços de cooperação, de diálogo, consequentemente compartilhamento de experiências por cada um dos agentes envolvidos contribui significativamente para o seu aperfeiçoamento.

CONSIDERAÇÕES FINAIS

Desse modo, verifica-se que houve avanços significativos já conquistados no campo jurídico ao longo desses anos. Contudo, mostra-se fundamental que políticas públicas de educação apontadas para esse novo rumo sejam privilegiadas e que as instituições de ensino estejam preparadas para esses alunos garantindo o seu ingresso e permanência ao longo da jornada estudantil, em igualdade de condições com os demais, para que ocorra a efetivação da legislação sobre o tema.

ANEXO 1

SUBSTITUTIVO DA CÂMARA DOS DEPUTADOS Nº 4, DE 2015, AO PROJETO DE LEI DO SENADO Nº 6, DE 2003 PROJETO DE LEI Nº 7.699, DE 2006, NA CÂMARA DOS DEPUTADOS)

Dispõe sobre o Estatuto da Pessoa com Deficiência – Lei Brasileira da Inclusão.

O CONGRESSO NACIONAL decreta:

CAPÍTULO II

A IGUALDADE E NÃO DISCRIMINAÇÃO

Art. 4º Toda pessoa com deficiência tem direito à igualdade de oportunidades com as demais pessoas e não sofrerá nenhuma espécie de discriminação.

§ 1° Considera-se discriminação em razão da deficiência toda forma de distinção, restrição ou exclusão, por ação ou omissão, que tenha o propósito ou o efeito de prejudicar, impedir ou anular o reconhecimento ou exercício dos direitos e liberdades fundamentais de pessoa com deficiência, incluindo a recusa de adaptações razoáveis e do fornecimento de tecnologias assistivas.

Art. 5º A pessoa com deficiência será protegida de toda forma de negligência, discriminação, exploração, violência, tortura, crueldade, opressão, tratamento desumano ou degradante.

Parágrafo único. Para os fins da proteção mencionada no caput deste artigo, são considerados especialmente vulneráveis a criança, o adolescente, a mulher e o idoso, com deficiência.

CAPÍTULO IV

DO DIREITO À EDUCAÇÃO

Art. 27. A educação constitui direito da pessoa com deficiência, assegurados um sistema educacional inclusivo em todos os níveis e o aprendizado ao longo de toda a vida, de forma a alcançar o máximo desenvolvimento possível de seus talentos e habilidades físicas, sensoriais, intelectuais e sociais, segundo suas características, interesses e necessidades de aprendizagem.

Parágrafo único. É dever do Estado, da família, da comunidade escolar e da sociedade assegurar a educação de qualidade à pessoa com deficiência, colocando-a a salvo de toda forma de violência, negligência e discriminação.

Art. 28. Incumbe ao poder público assegurar, criar, desenvolver, implementar, incentivar, acompanhar e avaliar:

I – sistema educacional inclusivo em todos os níveis e modalidades, bem como o aprendizado ao longo de toda a vida;

II – aprimoramento dos sistemas educacionais, visando a garantir condições de acesso, permanência, participação e aprendizagem, por meio da oferta de serviços e recursos de acessibilidade que eliminem as barreiras e promovam a inclusão plena;

III – projeto pedagógico que institucionalize o atendimento educacional especializado, assim como demais serviços e adaptações razoáveis, para atender as características dos estudantes com deficiência e garantir o seu pleno acesso ao currículo em condições de igualdade, promovendo a conquista e o exercício de sua autonomia;

IV – oferta de educação bilíngue, em Língua Brasileira de Sinais – LIBRAS como primeira língua e na modalidade escrita da Língua Portuguesa como segunda língua, em escolas e classes bilíngues e escolas inclusivas;

V – adoção de medidas individualizadas e coletivas, em ambientes que maximizem o desenvolvimento acadêmico e social dos estudantes com deficiência, favorecendo seus acesso, permanência, participação e aprendizagem nas instituições de ensino;

VI – pesquisas voltadas para o desenvolvimento de novos métodos e técnicas pedagógicas, materiais didáticos, equipamentos e recursos de tecnologia assistiva;

VII – planejamento do estudo de caso, da elaboração do plano de atendimento educacional especializado, da organização de recursos e serviços de acessibilidade e da disponibilização e usabilidade pedagógica dos recursos de tecnologia assistiva;

VIII – participação dos estudantes com deficiência e de suas famílias nas diversas instâncias de atuação da comunidade escolar;

IX – adoção de medidas de apoio que favoreçam o desenvolvimento dos aspectos linguísticos, culturais, vocacionais, profissionais, levando em conta o talento, a criatividade, as habilidades e os interesses do estudante com deficiência;

X – adoção de práticas pedagógicas inclusivas pelos programas de formação inicial e continuada de professores e oferta de formação continuada para o atendimento educacional especializado;

XI – formação e disponibilização de professores para o atendimento educacional especializado, tradutores e intérpretes da Libras, guias intérpretes e profissionais de apoio;

XII – oferta do ensino da Libras, do Sistema Braille e do uso dos recursos de tecnologia assistiva, de forma a ampliar habilidades funcionais dos estudantes, promovendo sua autonomia e participação;

XIII – acesso à educação superior e à educação profissional e tecnológica em igualdade de oportunidades e condições com as demais pessoas;

XIV – inclusão de conteúdos curriculares, nos cursos de nível superior e de educação profissional técnica e tecnológica, de temas relacionados à pessoa com deficiência nos respectivos campos de conhecimento;

XV – acesso da pessoa com deficiência, em igualdade de condições, a jogos e atividades recreativas, esportivas e de lazer, no sistema escolar;

XVI – acessibilidade para todos os estudantes, trabalhadores da educação e demais integrantes da comunidade escolar às edificações, ambientes e atividades concernentes a todas as modalidades, etapas e níveis de ensino;

XVII – oferta de profissionais de apoio escolar;

XVIII – articulação intersetorial na implementação das políticas públicas.

§ 1º Às instituições privadas, de qualquer nível e modalidade de ensino, aplica-se obrigatoriamente o disposto nos incisos I, II, III, V, VII, VIII, IX, X, XI, XII, XIII, XIV, XV, XVI, XVII e XVIII do caput deste artigo, sendo vedada a cobrança de valores adicionais de qualquer natureza em suas mensalidades, anuidades e matrículas no cumprimento destas determinações.

§ 2º Na disponibilização de tradutores e intérpretes da Libras a que se refere o inciso XI do caput deste artigo, deve-se observar o seguinte:

I – os tradutores e intérpretes da Libras atuantes na educação básica devem, no mínimo, possuir ensino médio completo e certificado de proficiência na Libras;

II – os tradutores e intérpretes da Libras, quando direcionados à tarefa de interpretar nas salas de aula dos cursos de graduação e pós-graduação, devem possuir nível superior, com habilitação, prioritariamente, em Tradução e Interpretação em Libras.

Art. 29. As instituições de educação profissional e tecnológica, as de educação, ciência e tecnologia e as de educação superior, públicas federais e privadas, estão obrigadas a reservar, em cada processo seletivo para ingresso nos respectivos cursos de formação inicial e continuada ou qualificação profissional, de educação profissional técnica de nível médio, de educação profissional tecnológica e de graduação e pós-graduação, no mínimo, 10% (dez por cento) de suas vagas, por curso e turno, para estudantes com deficiência.

§ 1º No caso de não preenchimento das vagas segundo os critérios estabelecidos no caput deste artigo, as remanescentes devem ser disponibilizadas para os demais estudantes.

§ 2º Os cursos mencionados neste artigo não poderão excluir o acesso das pessoas com deficiência, sob quaisquer justificativas baseadas na deficiência.

§ 3º Quando não houver a exigência do processo seletivo, é assegurado à pessoa com deficiência o atendimento preferencial na ocupação de vagas nos cursos mencionados no caput deste artigo.

Art. 30. Nos processos seletivos para ingresso e permanência nos cursos oferecidos pelas instituições de ensino superior e de educação profissional e tecnológica, públicas e privadas, devem ser adotadas as seguintes medidas:

I – atendimento preferencial à pessoa com deficiência nas dependências das Instituições de Ensino Superior – IES e nos serviços;

II – disponibilização de formulário de inscrição de exames com campos específicos para que o candidato com deficiência informe os recursos de acessibilidade e tecnologia assistiva necessários para sua participação;

III – disponibilização de provas em formatos acessíveis para atendimento às necessidades específicas do candidato com deficiência;

IV – disponibilização de recursos de acessibilidade e tecnologia assistiva adequados, previamente solicitados e escolhidos pelo candidato com deficiência;

V – dilação do tempo, conforme demanda apresentada pelo candidato com deficiência, tanto na realização do exame para seleção quanto nas atividades acadêmicas, mediante prévia solicitação e comprovação da necessidade;

VI – adoção de critérios de avaliação na correção das provas escritas, discursivas ou de redação, que considerem a singularidade linguística das pessoas com deficiência, no domínio da modalidade escrita da Língua Portuguesa;

VII – tradução completa do edital e suas retificações em Libras.

ANEXO 2

Lei nº 16.925, de 16 de janeiro de 2019 (projeto de lei nº 184, de 2011, dos Deputados Célia Leão - PSDB e Orlando Bolçone - PSB) que:

Veda qualquer discriminação à criança e ao adolescente portador de deficiência ou doença crônica nos estabelecimentos de ensino, creches ou similares, em instituições públicas ou privadas

O GOVERNADOR DO ESTADO DE SÃO PAULO:

Faço saber que a Assembleia Legislativa decreta e eu promulgo a seguinte lei:

Artigo 1º - É vedada a discriminação à criança e ao adolescente portador de deficiência ou qualquer doença crônica nos estabelecimentos de ensino, creches ou similares, em instituições públicas ou privadas.

Artigo 2º - O estabelecimento de ensino, creche ou similar, deverá capacitar seu corpo docente e equipe de apoio para acolher a criança e o adolescente portador de deficiência ou doença crônica, propiciando-lhe a integração a todas as atividades educacionais e de lazer que sua condição pessoal possibilite.

Artigo 3º - Para os efeitos desta lei consideram-se deficiência ou doença crônica aquela que se refere a quaisquer pessoas que tenham desabilidade física ou mental, que limite substancialmente uma ou mais atividades importantes da vida, e:

I - deficiência: toda e qualquer incapacidade ou desabilidade, física ou mental, que limite parcial ou substancialmente uma ou mais atividades fundamentais da pessoa no seu dia a dia;

II - doença crônica: toda e qualquer enfermidade não contagiosa de caráter permanente que limite total ou parcialmente uma ou mais atividades diárias fundamentais ou que requeiram medicação e tratamento específico, tais como alergias, diabete tipo I, hepatite tipo C, epilepsia, anemia hereditária, asma, síndrome de Tourette, lúpus, intolerância alimentar de qualquer tipo.

Artigo 4º - Vetado.

Artigo 5º - As sanções aplicáveis aos que praticarem atos de discriminação nos termos desta lei serão as seguintes:

I - advertência;

II - multa de até 1.000 (mil) Unidades Fiscais do Estado de São Paulo - UFESPs;

III - multa de até 3.000 (três mil) UFESPs, em caso de reincidência;

Artigo 6º - Na apuração dos atos discriminatórios praticados com violação desta lei, deverão ser observados os procedimentos previstos na Lei nº 10.177, de 30 de dezembro de 1998, que regula o processo administrativo no âmbito da Administração Pública Estadual.

Artigo 7º - Esta lei entra em vigor na data de sua publicação.

CONCLUSÃO

CAPÍTULO 16

Maria Augusta Montenegro

Passado o impacto inicial da notícia, a primeira etapa no tratamento do paciente com dificuldade escolar é estabelecer um diagnóstico adequado.

Não tenham medo do diagnóstico ou do laudo. São eles que vão guiar os profissionais (médicos, fonoterapeutas, psicólogas, terapeutas ocupacionais, psicopedagogos, professores etc.) que irão ajudar o paciente a superar as dificuldades. Além disso, um laudo bem feito é a única maneira de garantir os direitos de cada criança.

Em seguida, é preciso contar para a criança o que está acontecendo. Muitos pais preferem omitir o diagnóstico; entretanto, a criança sempre sabe que alguma coisa está errada. Para piorar, quando a criança pergunta aos pais o que está acontecendo, muitas vezes a resposta é "nada".

Isso faz com que a criança pense em duas possibilidades. A primeira possibilidade é "eles não querem me contar o que está acontecendo porque devo estar com uma doença gravíssima" (acreditem, a imaginação da criança vai muito além do que podemos imaginar). Uma alternativa que a criança pode pensar é "se eu estou indo mal na escola e meus pais dizem que não tenho nada, então eu devo ser burro mesmo".

Não saber o que está acontecendo gera uma angústia desnecessária. Afinal, o paciente foi avaliado por uma série de especialistas e vai começar algumas atividades extras. Saber o que está acontecendo certamente vai ajudar no processo.

Mas como contar para criança que tem algo errado? Primeiramente, use um tom de voz normal. Fale abertamente sobre o problema, não peça para ela esconder o diagnóstico de familiares ou amigos.

Essa é uma oportunidade para ensinar que todos nós temos limitações na vida. O importante é que apesar de diferente, ninguém é melhor ou pior do que os outros.

Explique que ter dificuldade não significa ser incapaz, significa que a pessoa precisa se esforçar um pouco mais do que os outros para atingir as metas propostas. É claro que o tipo de explicação deve ser adequado para idade. Evite termos técnicos, pergunte se a criança entendeu ou se tem alguma pergunta.

Para algumas famílias, falar sobre o diagnóstico pode ser muito difícil. Nesse caso, peça ajuda para um dos profissionais que estão atendendo o paciente. Com certeza eles terão prazer em ajudar.

Outra angústia frequente dos pais é sobre a duração do tratamento. Geralmente o tratamento é longo, mas isso não quer dizer que vai demorar muito para observarmos algum resultado ou melhora. Muitas vezes já é possível ver melhora nas primeiras semanas ou meses de tratamento.

Entretanto, uma das maiores dificuldades é que ao passo que a criança vai melhorando, as exigências escolares vão aumentando. Portanto, é natural que o tratamento seja prolongado.

Durante o tratamento, a família será parte fundamental no apoio à criança com dificuldade escolar. Muitas vezes quem estuda em casa com a criança é um familiar. Existem pais que formam uma ótima dupla com a criança, mas também tem crianças que não trabalham bem com os pais. Isso é muito individual e não é culpa de ninguém se o estudo não flui bem. Algumas vezes será necessário um professor particular para organizar e ajudar nos estudos.

Mas como podemos ajudar o paciente a estudar?

- Evite fazer lição na sala ou cozinha. Prefira ambientes mais apropriados como quarto ou escritório;

CONCLUSÃO

- Marque um horário para estudar. Explique que não adianta esperar dar vontade. Nunca vai dar vontade!
- Não marque atividades que compitam com o horário de estudo (se o estudo é às 2 da tarde, não marque natação ou balé no mesmo horário);
- Consistência e rotina são muito importantes;
- Comece pelas tarefas mais fáceis e simples. A sensação de missão cumprida é um ótimo incentivo a novos desafios;
- Alterne os estudos com atividades que a criança gosta (depois da lição deixe a criança jogar futebol, ir para natação, ver um pouco de televisão etc.);
- Sempre que possível, aceite as sugestões dadas pela criança;
- Programe intervalos de 10 minutos. Muitas vezes a criança com dificuldade escolar cansa mais rápido do que as outras crianças (afinal, ele se esforça mais por causa da dificuldade).
- Considere antecipar parte da matéria (em conjunto com a escola), assim quando a professora explicar a matéria na sala de aula a criança já está um pouco familiarizada com o assunto;
- Ajude a criança a organizar sua agenda utilizando um quadro com os dias da semana, como no Quadro 16-1. Lembre-se de colocar não só os compromissos escolares, mas também as atividades prazerosas com as esportivas e sociais.

Devemos sempre lembrar que, caso seja necessária alguma adaptação na escola (leitura de prova, fazer prova em classe separada, adaptação pedagógica etc.), essas adaptações fazem parte do tratamento e proporcionarão maior aprendizado ao aluno.

Algumas famílias ficam preocupadas com a possibilidade de a criança sentir-se diferente, afinal ela fará as provas em outra sala ou sua prova será diferente. Lembrem-se, a criança já se sente diferente mesmo antes das avaliações médicas começarem. Suas notas são baixas, ela demora para copiar da lousa, é a última a terminar a prova etc.

Quadro 16-1. Exemplo de Calendário de Atividades Semanais

Segunda-feira	Terça-feira	Quarta-feira	Quinta-feira	Sexta-feira	Sábado	Domingo
1 Futebol	2 Fonoterapia	3	4 Aula Reforço Português	5	6	7
8 Futebol	9 Fonoterapia	10	11	12 Prova de Matemática	13	14
15 Futebol	16 Fonoterapia	17	18 Aula Português	19	20	21
22 Futebol	23 Fonoterapia	24	25	26	27 Festa Bruno	28
29 Futebol	30 Fonoterapia	31				

Entender que as adaptações fazem parte do tratamento e que ajudarão no aprendizado permitirá que todos entendam que (mais uma vez) ser diferente não é ser pior nem melhor do que ninguém.

Na maioria dos casos, comunicar aos colegas o que está acontecendo pode ajudar muito (apenas após a permissão dos pais). Quando a causa da dificuldade é explicada para as outras crianças, muitas vezes eles irão não só ter mais paciência com o amigo (quando for necessário), como também vão querer ajudá-lo. É mais fácil para uma criança entender que o colega tem direito a um tempo extra para fazer a prova quando ela está ciente de que ele tem dificuldade de prestar atenção. Assim como quem não enxerga bem tem o direito de usar óculos.

Quando a escola deixa claro que as pessoas são diferentes e têm necessidades diferentes, geralmente grande parte do problema é resolvido. As outras crianças entendem que as adaptações não são feitas só porque a professora protege ou gosta mais de uma determinada criança. Por exemplo, muitas escolas têm uma ou duas carteiras posicionadas ao lado da mesa da professora (geralmente destinadas às crianças que precisam de mais ajuda). O aluno que não tem nenhuma dificuldade pode sentir-se injustiçado por não ser convidado a sentar ao lado da professora.

A necessidade das adaptações nem sempre será permanente, e elas também não trarão nenhum problema futuro. Uma grande dúvida dos pais sobre adaptações pedagógicas e inclusão escolar é sobre o diploma concedido ao término do ensino médio. Muitas famílias se preocupam com a possibilidade de o diploma apresentar alguma informação sobre inclusão, ou seja, "rotulando" o aluno. Entretanto, ao contrário do que muitos imaginam, o diploma do aluno de inclusão escolar é igual ao diploma dos outros alunos.

No histórico escolar também não consta nenhuma observação sobre as adaptações. No caso de transferência para outra escola, pode ser que haja a necessidade de anexar uma carta ao histórico escolar explicando quais adaptações foram feitas, para que a nova escola possa dar continuidade ao trabalho.

Até agora só falamos da criança com dificuldade escolar, mas não podemos nos esquecer do efeito psicossocial de uma doença crônica na vida dos irmãos da criança doente. Isso depende de vários fatores como gravidade da doença, tipo de tratamento necessário e qualidade de vida do paciente. Por ser uma condição crônica, dificuldade escolar também causa impacto importante na vida dos irmãos da criança que vai mal na escola.

Os irmãos da criança com dificuldade escolar muitas vezes se sentem injustiçados pelo fato de os pais passarem mais tempo com a criança que vai mal na escola. Afinal é inevitável a necessidade de maior atenção ao levar a criança para as terapias, consultas e reforço escolar. Isso pode causar ansiedade e distúrbios do comportamento nos irmãos da criança com dificuldade escolar. Inclusive não é incomum que a criança saudável queira apresentar algum problema escolar para que possa receber mais atenção.

Uma sugestão que pode ser útil é eventualmente levar os irmãos para as terapias, deixá-los esperando na sala de espera, conhecer como é a sala da terapia e o que é feito durante as sessões. A imaginação das crianças pode ser muito grande e é importante deixar claro que essas terapias não são tão divertidas como podem parecer.

Pergunte também se os irmãos querem alguma ajuda na realização da lição de casa. Pode ser que eles queiram ajuda em um primeiro momento, mas com o passar do tempo (e maior maturidade da criança), explique que eles podem fazer as tarefas sozinhos. Deixe claro que as necessidades de cada irmão são diferentes, mas isso não faz com que um seja mais ou menos importante e querido do que o outro.

Também é preciso lembrar que apesar de os pais fazerem tudo conforme o orientado pelos professores e terapeutas, é muito comum no fim do dia a criança fazer algum tipo de "birra".

A "birra" muda conforme a criança cresce. Nos primeiros anos de vida a criança se joga no chão aos prantos e se debatendo; mais tarde chora inconsolável; por volta dos 7 ou 8 anos o senso de justiça é muito forte e geralmente argumentam dizendo que não é justo (eventualmente com lágrima nos olhos); já o adolescente sai do ambiente, procura um lugar isolado (quarto) e bate a porta para deixar claro que não concorda com o que foi dito.

Todos nós fizemos e ainda fazemos "birra" (até na vida adulta). Após um dia difícil podemos ficar mal-humorados e descontar nossa raiva nos entes queridos tão logo alguma coisa dê errado: um sapato ou brinquedo fora do lugar, copo sujo em cima de um móvel, cachorro correndo na sala etc.

"Birra" faz parte das nossas vidas, especialmente no caso da criança com dificuldade escolar. Algumas sugestões podem ajudar a amenizar a situação:

- Quando a criança entrar no carro ou chegar em casa deixe ela descansar um pouco. Não pergunte como foi o dia, o que ela fez, como foi na prova etc. (ela está cansada e não quer falar com detalhes sobre possíveis dificuldades ocorridas na escola);
- A escola é muito mais cansativa para quem tem dificuldade, ajude a criança a relaxar e descansar um pouco antes de novas atividades.

CONCLUSÃO

- Ofereça comida! Eles estarão com fome. Não pergunte se quer comer, simplesmente arrume a mesa e avise que o almoço ou lanche da tarde estão prontos;
- Mesmo que a criança fale que não está com fome insista e ofereça também água. Muitas vezes ela não percebe a fome ou sede e vai ficando cada vez mais irritada.
- Se estiver muito quente, ajude-a a trocar de roupa. Nos dias mais quentes um banho rápido pode ser o ideal.

Mas quando a "birra" não pôde ser evitada:

- Tenha certeza que a criança não está com fome, sede, frio ou calor;
- Não tente argumentar ou explicar por que a criança está errada. Deixe isso para outro momento;
- Afastem-se da plateia. Leve a criança para um lugar reservado para tentar acalmá-la;
- Ofereça um banho para relaxar (a "birra" geralmente é pior no fim do dia, portanto, a criança está cansada e suja);
- Lembre-se, ela não está fazendo birra por mal. Geralmente a birra começa voluntariamente, mas muitas vezes a criança perde o controle e não consegue parar sem a ajuda de um adulto.

Geralmente a "birra" ocorre na presença de quem a criança ama e confia muito. Quando ela faz "birra", está demonstrando que tem certeza do amor do pai e da mãe; afinal ela sabe que mesmo assim eles continuarão a amando incondicionalmente. Se a criança faz birra perto de um familiar isso no fundo pode ser um bom sinal (de certeza e confiança no amor da família).

Para finalizar, a seguir estão algumas sugestões que os pais podem fazer para ajudar a criança com dificuldade escolar:

- Elogiar o esforço, não o resultado;
- Nunca dizer que a criança é preguiçosa (geralmente a criança com dificuldade escolar se esforça mais para render menos, e isso pode prejudicar muito a sua autoestima);

- Explicar que ela é diferente, mas ser diferente não significa ser pior nem melhor do que os outros;
- Nunca comparar o desempenho entre irmãos ou colegas;
- Jogos de tabuleiro ajudam a desenvolver o raciocínio lógico, ensinam a ganhar, perder e saber esperar a vez (ludo, dominó, rouba-monte, jogo da forca, jogo da velha, batalha naval etc.);
- Lembrar que o importante é se esforçar para ser o melhor que cada um pode ser.

Lembre-se, ter um filho com dificuldade escolar pode ser exaustivo. É normal que os pais fiquem frustrados, cansados, tristes e até mesmo bravos com a situação. Haverá dias bons e produtivos, mas também haverá dias ruins e frustrantes. Entretanto, a grande maioria das crianças com dificuldade escolar apresentará grande melhora e será um adulto feliz e realizado profissionalmente.

PERGUNTAS FREQUENTES

O PACIENTE COM TDAH VAI FICAR "VICIADO" NA MEDICAÇÃO?

Não. Se a medicação for usada de forma adequada (como prescrita pelo médico) não há risco de o paciente ficar dependente da medicação.

A CRIANÇA VAI FICAR "DOPADA"?

Não. Em alguns casos a família refere que a criança ficou muito parada, mas isso ocorre por causa da dose excessiva da medicação. Para evitar isso, deve-se começar com doses baixas e aumentos progressivos após reavaliação clínica.

AS MEDICAÇÕES UTILIZADAS NO TRATAMENTO DO TDAH AUMENTAM O RISCO DE O PACIENTE UTILIZAR DROGAS OU ÁLCOOL NO FUTURO?

Não. Muito pelo contrário. O tratamento adequado do TDAH diminui muito o risco de o paciente usar drogas ou álcool no futuro.

A MEDICAÇÃO PSICOESTIMULANTE PARA O TRATAMENTO DO TDAH FAZ MAL AO CORAÇÃO?

Não. Mas se a criança tiver algum problema cardíaco antes do tratamento, pode haver piora dos sintomas. Portanto, caso haja fatores de risco para doença cardíaca é preciso fazer uma avaliação cardiológica antes de iniciar o tratamento com psicoestimulante.

A MEDICAÇÃO ESTIMULANTE PARA O TRATAMENTO DO TDAH FAZ MAL AO FÍGADO?

Se a medicação for usada de forma adequada (como prescrita pelo médico) não há risco de toxicidade hepática.

O TRATAMENTO DO TDAH É PARA O RESTO DA VIDA?

Na grande maioria dos casos há grande melhora dos sintomas e com o passar do tempo a medicação pode ser suspendida.

A MEDICAÇÃO PSICOESTIMULANTE É EFICAZ EM TODOS OS PACIENTES COM TDAH?

Não, apenas 70% dos pacientes apresentam resposta satisfatória com o uso de um psicoestimulante.

TDAH É GENÉTICO?

Muitos estudos indicam que TDAH pode ser genético. É comum mais de uma pessoa ser acometida na família.

ALÉM DA GENÉTICA, O QUE MAIS PODE CONTRIBUIR NA ETIOLOGIA DO TDAH?

Complicações pré-natais (uso de álcool, drogas, hipertensão materna etc.), prematuridade, falta de estímulo nos primeiros anos de vida podem estar associados ao TDAH.

GLÚTEN CAUSA TDAH OU DIFICULDADE ESCOLAR?

Não.

AÇÚCAR EM EXCESSO CAUSA TDAH?

Não.

PASSAR NERVOSO NA GESTAÇÃO CAUSA DOENÇA NEUROLÓGICA?

Não.

SE EU DECIDIR NÃO TRATAR O TDAH, HÁ ALGUM PROBLEMA?

Sim. O tratamento adequado não só melhora o aprendizado e socialização como a qualidade de vida e autoestima. Além disso, o tratamento adequado diminui o risco de doenças psiquiátricas, abuso de drogas e álcool no futuro.

A CRIANÇA NÃO QUER ESTUDAR SOZINHA, ISSO É PREGUIÇA?

A criança ou adolescente com dificuldade escolar muitas vezes realmente não consegue se organizar sozinha e precisa da ajuda de um adulto nos estudos.

A DIFICULDADE APARECE SÓ NA HORA DE ESTUDAR. QUANDO O ASSUNTO É COMPUTADOR A CRIANÇA SABE MAIS DO QUE OS PAIS. ISSO É PREGUIÇA?

Muitas vezes não. A criança com TDAH tem maior facilidade em prestar atenção se o assunto for interessante. Portanto, muitas vezes aprende mais facilmente o que é mais interessante.

HOMEOPATIA OU FLORAIS SÃO EFICAZES NO TRATAMENTO DO TDAH?

Não há nenhum estudo científico comprovando a eficácia da homeopatia ou florais no tratamento do TDAH.

BIOFEEDBACK AJUDA NO TRATAMENTO DO TDAH?

No momento não há comprovação científica de que o *biofeedback* é eficaz no tratamento do TDAH.

MEU FILHO ODEIA MATEMÁTICA. ELE TEM DISCALCULIA?

Discalculia vai muito além de apenas não gostar de matemática. Muitas vezes a criança tem dificuldade ou não gosta da matéria por causa de erro pedagógico (a matéria foi mal explicada). Na discalculia a criança não entende o raciocínio mesmo quando explicado várias vezes e de forma adequada.

QUAL A IDADE IDEAL PARA FAZER AVALIAÇÃO NEUROPSICOLÓGICA?
Após 6 anos de idade.

BULLYING CAUSA DIFICULDADE ESCOLAR?
Sim. A criança vítima de *bullying* pode ter baixa autoestima, pouca confiança e piora do rendimento escolar.

QUAL A IDADE IDEAL PARA FAZER A AVALIAÇÃO DO PROCESSAMENTO AUDITIVO CENTRAL?
Após ter completado 7 anos de idade.

QUEM DEVE FAZER AVALIAÇÃO DO PROCESSAMENTO AUDITIVO CENTRAL?
Esse exame dever ser indicado e interpretado por um fonoaudiólogo. Outros profissionais não devem indicar nem interpretar o processamento auditivo central.

QUAL A IDADE IDEAL PARA O DIAGNÓSTICO DA DISLEXIA?
Após ter completado 9 anos de idade.

COM QUE IDADE A CRIANÇA DEVE SER ALFABETIZADA?
No Brasil o processo de alfabetização começa a partir dos 5 ou 6 anos de idade. Mas lembre-se, algumas crianças podem não conseguir ser alfabetizadas com 5 anos e ainda assim são absolutamente normais.

COMPUTADOR, *TABLET*, *VIDEOGAME* OU TELEVISÃO FAZEM MAL À CRIANÇA?
Não, mas devem ser utilizados com moderação. No máximo duas horas ao dia.

O PACIENTE FAZ FONOTERAPIA HÁ MUITOS ANOS POR ATRASO DE FALA. A FONOTERAPEUTA NUNCA COMENTOU SE ELE TEM OU NÃO DISLEXIA. O QUE FAZER?

Se o paciente tem 9 anos (ou mais) é preciso saber formalmente se ele foi testado para dislexia. É importante que o fonoaudiólogo tenha experiência no assunto.

QUAL O QI DA CRIANÇA COM DEFICIÊNCIA INTELECTUAL?

Abaixo de 70.

QUAL O QI DA CRIANÇA COM ALTAS HABILIDADES (SUPERDOTADA)?

Maior do que 130.

PACIENTES COM EPILEPSIA PODEM SER TRATADOS COM PSICOESTIMULANTES?

Sim. Os psicoestimulantes são seguros para quem tem epilepsia e TDAH.

QUAIS FÁRMACOS ANTIEPILÉPTICOS TÊM MAIS EFEITO COLATERAL QUE POSSA ATRAPALHAR O RENDIMENTO ESCOLAR DO PACIENTE?

Fenobarbital, clobazam e topiramato.

QUAIS AS COMORBIDADES PSIQUIÁTRICAS MAIS FREQUENTES EM PACIENTES COM TDAH?

Ansiedade, depressão, transtorno desafiador de oposição e transtorno de conduta.

QUEM TEM DIFICULDADE ESCOLAR TEM ALGUM DIREITO ESPECIAL NA PROVA DO ENEM OU VESTIBULAR?

Sim. Cada tipo de dificuldade tem um tipo de adequação diferente. Dislexia, por exemplo, tem direito à prova oral, TDAH tem direito a fazer a prova em ambiente calmo e com tempo extra de prova etc.

TODA CRIANÇA COM PARALISIA CEREBRAL TEM DEFICIÊNCIA INTELECTUAL?

Não! Aproximadamente metade das crianças com paralisia cerebral tem inteligência normal. A dificuldade pode ser apenas motora.

DEVO CONTAR PARA A CRIANÇA O RESULTADO DA AVALIAÇÃO?

Sim. Respeite a maturidade de cada criança, mas falar que ela não tem nada não vai ajudar. A criança sabe que algo está errado e esconder poderá fazer com que ela ache que se trata de uma doença gravíssima, inclusive fatal (a imaginação das crianças vai muito além do que podemos imaginar).

A ESCOLA PODE COBRAR UMA TAXA EXTRA POR CAUSA DA DIFICULDADE ESCOLAR E NECESSIDADE DE ADAPTAÇÕES PEDAGÓGICAS?

Não.

MEU FILHO PRECISA DE UM TUTOR NA ESCOLA. A FAMÍLIA TEM QUE PAGAR O SALÁRIO DESSE TUTOR?

Não.

DISLEXIA, DISCALCULIA, DISORTOGRAFIA E DISGRAFIA TÊM CURA?

Não se trata de uma doença, como pneumonia, onde após o uso de antibiótico a doença é curada. Entretanto, com as terapias e estimulação adequadas, muitos pacientes melhoram muito, superam a maioria das dificuldades e conseguem ter desempenho acadêmico satisfatório.

A PRESENÇA DE UMA CRIANÇA COM ATRASO DO DESENVOLVIMENTO NEUROPSICOMOTOR OU AUTISMO VAI ATRAPALHAR A CLASSE?

Não. A inclusão bem feita é uma oportunidade de aprendizado enorme tanto para o aluno com necessidades especiais, como para os alunos sem nenhuma dificuldade.

O QUE É SÍNDROME DE IRLEN?
Trata-se de um diagnóstico proposto por um grupo de especialistas da Califórnia. Entretanto, não há comprovação científica suficiente de que a doença realmente exista.

AS LENTES COLORIDAS (*OVERLAYS*) PROPOSTAS PARA TRATAMENTO DA SÍNDROME DE IRLEN SÃO EFICAZES?
Não há evidência científica suficiente que estabeleça a eficácia deste tipo de tratamento.

BRINCAR É IMPORTANTE?
Brincar é tão importante para o desenvolvimento e aprendizado da criança que em algumas situações pode ser mais importante do que as atividades formais dentro da sala de aula.

POR QUE BRINCAR FAZ BEM PARA O CÉREBRO?
Brincar desenvolve várias habilidades, principalmente resolução de problemas, criatividade, lidar com emoções, ser persistente, não desistir fácil, saber ganhar e saber perder.

COMO PODEMOS POTENCIALIZAR OS BENEFÍCIOS DAS BRINCADEIRAS?
O ideal é permitir que a criança brinque livremente. Não é necessário estabelecer regras ou interferir na brincadeira. Deixe que as crianças brinquem do que quiser e como quiser. Caso haja algum conflito entre elas, primeiro deixe-as tentar resolver. Só interfira se as crianças não conseguirem achar uma solução para o problema sozinhas.

BRINCAR TRAZ BENEFÍCIOS A LONGO PRAZO?
Sim. Crianças com mais estímulo e que podem brincar livremente apresentam maior criatividade, melhor habilidade de socialização, facilidade em solucionar problemas, enfrentam melhor as dificuldades sem desistir etc.

BRINCAR NA ESCOLA É IMPORTANTE?
Sim. Inclusive logo após o recreio a capacidade de concentração da criança melhora, e consequentemente o seu desempenho acadêmico.

NO DIPLOMA ESCOLAR VAI ESTAR ESCRITO QUE O ALUNO PRECISOU DE ALGUMA ADAPTAÇÃO PEDAGÓGICA?
Não.

A ESCOLA PODE NEGAR A MATRÍCULA DE UMA CRIANÇA PELO FATO DE EXISTIR DIFICULDADE ESCOLAR?
Não.

O QUE É A DECLARAÇÃO DE SALAMANCA?
É uma resolução das Nações Unidas (1994) que trata dos princípios, política e prática em educação especial.

NO BRASIL, EXISTE ALGUMA LEI SOBRE INCLUSÃO?
Sim. No início de 2016 entrou em vigor a nova Lei de Inclusão. Esta lei (que teve como relator o Senador Romário) é um grande marco na defesa dos direitos da pessoa com deficiência (Projeto de lei número 7.699, de 2006, câmara dos deputados). Outra lei importante é a lei nº 16.925, de 16 de janeiro de 2019 (projeto de lei nº 184, de 2011, dos Deputados Célia Leão – PSDB e Orlando Bolçone – PSB) que veda qualquer discriminação à criança e ao adolescente portador de deficiência ou doença crônica nos estabelecimentos de ensino, creches ou similares, em instituições públicas ou privadas.

PIRIDOXINA, ÔMEGA 3, VITAMINA D OU SUPLEMENTAÇÃO DE OUTRAS VITAMINAS SÃO EFICAZES NO TRATAMENTO DO TDAH?
Não há nenhum estudo científico comprovando a eficácia destas substancias no tratamento do TDAH.

REFERÊNCIAS BIBLIOGRÁFICAS

Aguiar BVK, Guerreiro MM, McBrian D, Montenegro MA. Seizure impact on the school attendance in children with epilepsy. Seizure 2007;16:698-702.

American Psychiatric Association. Diagnostic and Statistical Manual of Mental Disorder. 4th ed, text rev. Washington, DC: American Psychiatric Press; 2000.

American Psychiatric Association. Diagnostic and statistical manual of mental disorders (5th ed.); 2013: Arlington, VA: American Psychiatric Publishing.

Auvin S, Wirrel E, Donald KA et al. Systematic review of the screening, diagnosis, and management of ADHD in children with Epilepsy. Consensus Paper of the Task Force on Comorbidities of the ILAE Pediatric Commission. Epilepsia 2018;59:1867-80.

Baddeley AD, Chincotta D, Adlam A. Working memory and the control of action: evidence from task switching. J Exper Psychol Gen 2001;130:641-57.

Berg AT, Smith SN, Frobish D, Levy SR, Testa FM, Beckerman B, Shinnar S. Special education needs of children with newly diagnosed epilepsy. Dev Med Child Neurol 2005;47:749-53.

Biederman J, Faraone S, Milberger J et al. Is childhood oppositional defiant disorder a precursor to adolescent conduct disorder? Findings from a four-year follow-up study of children with ADHD. J Am Acad Child Adolesc Psychiatry 1996;35:1193-204.

Biederman J, Wilens T, Mick E, Spencer T, Faraone SV. Pharmacotherapy of AD/HD reduces risk for substance use disorders. Pediatrics 1999;104:1-5.

Biotteau M, Danna J, Baudou E et al. Developmental coordination disorder and dysgraphia: Signs and symptoms, diagnosis, and rehabilitation. Neuropsychiatric Disease and Treatment 2019;15:1873-85.

Boada R, Willcutt E, Pennington BF. Understanding the comorbidity between dyslexia and attention-deficit/hyperactivity disorder. Topics in Language Disorders 2012;32:264-84.

Boland H, DiSalvo M, Fried R et al. A literature review and meta-analysis on the effects of ADHD medications on functional outcomes. J Psychiatri Res 2020;123:21-30.

Bootsma HPR, Aldenkamp AP, Diepman L et al. The Effect of Antiepileptic Drugs on Cognition: Patient Perceived Cognitive Problems of Topiramate Versus Levetiracetam in Clinical Practice. Epilepsia 2006;47(Suppl 2):S24-7.

Boscariol M, Casali RL, Amaral MI, Lunardi LL, Matas CG, Collela-Santos MF, Guerreiro MM. Language and central temporal auditory processing in childhood epilepsies. Epilepsy Behav 2015;53:180-3.

Brasil. Constituição (1988). Constituição da República Federativa do Brasil. Brasília, DF: Senado Federal; 1988.

Brasil. Decreto nº 6.949, de 25 de agosto de 2009. Promulga a Convenção Internacional sobre os Direitos das Pessoas com Deficiência e seu Protocolo Facultativo. Diário Oficial da União, 26 de agosto de 2018.

Brasil. Lei nº 13.146, de 06 de julho de 2015. Estatuto da Pessoa com Deficiência. Diário Oficial da União, 07 de julho de 2015.

Brasil. Lei nº 16.925, de 16 de janeiro de 2019. Veda qualquer discriminação à criança e ao adolescente portador de deficiência ou doença crônica nos estabelecimentos de ensino, creches ou similares, em instituições públicas ou privadas. Diário Oficial do Estado, São Paulo, 17 de janeiro de 2019.

Brasil. Lei nº 9.394, de 20 de dezembro de 1996. Estabelece as diretrizes da educação nacional. Diário Oficial da União. 23 de dezembro de 1996; p. 27833.

Brasil. Ministério da Educação Declaração de Salamanca. [acesso em: FALTA ACESSO]. Disponível em: portal.mec.gov.br/seesp/arquivos/pdf/salamanca.pdf

Brasil. Projeto Escola Viva – Garantindo o acesso e permanência de todos os alunos na escola – Alunos com necessidades educacionais especiais. Brasília: Ministério da Educação, Secretaria de Educação Especial, 2000.

Briant MEP, Oliver FC. Inclusão de crianças com deficiência na escola regular numa região do município de São Paulo: conhecendo estratégias e ações. Rev Bras Educ Espec 2012;18:141-54.

Bruck, M. The adult outcomes of children with learning disabilities. Annals of Dyslexia 1987;37:252-63.

CADDRA (Canadian ADHD Alliance) Canadian ADHD Practice Guidelines; 2010.

Campos C, Rocha NB, Lattari E, Paes F, Nardi AE, Machado S. Exercise-induced neuroprotective effects on neurodegenerative diseases: the key role of trophic factors. Expert Rev Neurother 2016;16:723-34.

Capelatto LLM, Oliveira ECM, Neri ML, Guimarães CA, Montenegro MA, Guerreiro MM. Clinical and neurosychological correlation in patients with rolandic epilepsy. Arq Neuropsiquiatr 2012;70:691-3.

Carek PJ, Laibstain SE, Carek SM. Exercise for the treatment of depression and anxiety. Int J Psychiatry Med 2011;41:15-28.

Chayasirisobhon WV, Chayasirisobhon S, Tin SN, Leu N, Tehrani K, McGuyckin JS. Scalp-recorded auditory P300 event-related potentials in new-onset untreated temporal lobe epilepsy. Clin EEG Neurosci 2007;38:168-71.

Chung PJ, Patel, DR, Nizami I. Disorder of written expression and dysgraphia: definition, diagnosis, and management. Translational Pediatrics 2019;9(Suppl1):S46-54.

Coelho DT. Dificuldades de aprendizagem específicas: dislexia, disgrafia, disortografia e discalculia. Porto, Portugal: Editora Areal; 2013.

Coghill D. The impact of medication on quality of life in ADHD: a systematic review. CNS Drugs 2010;24:843-66.

Cohen R, Senecky Y, Shuper A, Inbar D, Chodick G, Shalev V, Raz R. Prevalence of epilepsy and attention-deficit hyperactivity (ADHD) disorder: a population-based study. J Child Neurol 2013;28:120-3.

Colin R, Atkinson P, Krishna BD et al. Academic achievement in school-aged children with active epilepsy: A population-based study. Epilepsia 2014;55:1910-7.

Connor DF, Edwards G, Fletcher KE et al. Correlates of comorbid psychopathology in children with ADHD. J Am Acad Child Adolesc Psychiatry 2003;42:193-200.

Cooper WO, Habel LA, Sox CM et al. ADHD Drugs and Serious Cardiovascular Events in Children and Young Adults. N Engl J Med 2011;365:1896-904.

Copeland WE, Shanahan L, Costello EJ et al. Childhood and adolescent psychiatric disorders as predictors of young adult disorders. Arch Gen Psychiatry 2009;66:764-72.

Cordeiro ML, Farias AC, Cunha A et al. Co-Occurrence of ADHD and High IQ: A Case Series Empirical Study. J Atten Disord 2011;15:485-90.

D'Mello AM, Gabrieli JDE, Cognitive Neuroscience of Dyslexia. J language, Speech, and Hearing Services in Schools 2018;49:798-809.

Davis WB. A review of co-morbid depression in pediatric ADHD: etiology, phenomenology, and treatment. J Child Adolesc Psychopharmacol 2008;18:565-571.

Dehaene S, Pegado F, Braga LW, Ventura P, Nunes Filho, G, Jobert A, Cohen L. How learning to read changes the cortical networks for vision and language. Science 2010;330:1359:64.

Dunn DW, Austin JK, Harezlak J, Ambrosius WT. ADHD and epilepsy in childhood. Dev Med Child Neurol 2003;45:50-4.

Dunn DW, Austin JK, Perkins SM. Prevalence of psychopathology in childhood epilepsy: categorical and dimensional measures. Dev Med Child Neurol 2009;51:364-72.

Duran MH, Guimarães CA, Montenegro MA, Neri ML, Guerreiro MM. ADHD in idiopathic epilepsy. Arq Neuropsiquiatr 2014;72:12-6.

Eden GF, Jones KM, Cappell K, Gareau L, Wood FB, Zeffiro TA, Flowers DL. Neural changes following remediation in adult developmental dyslexia. Neuron 2004;44:411-22.

Edwards A. Why smart kids worry. Naperville: Sourcebooks; 2013.

Engel J Jr. Report of the ILAE classification core group. Epilepsia 2006;47:1558-68.

Faraone SV, Sergeant J, Gilberg C, Biederman, J. The worldwide prevalence of ADHD: is it an American condition? Word Psychiatry 2003;190:402-09.

Faraone SV, Wilens TE. Effect of stimulant medications for attention-deficit/hyperactivity disorder on later substance use and the potential for stimulant misuse, abuse, and diversion. J Clin Psychiatry 2007;68(Suppl 11):15-22.

Faria PMF, Camargo D. As Emoções do Professor Frente ao Processo de Inclusão Escolar: uma Revisão Sistemática. Rev Bras Educ Espec 2018;24:217-28.

Fávero EAG, Ramos AC. Considerações sobre os direitos das pessoas com deficiência. Apostila. São Paulo, Escola Superior do Ministério Público da União; 2002.

Feder KP, Majnemer A. Handwriting development, competency, and intervention. Developmental Medicine and Child Neurology 2007;49:312-7.

Filippini M, Ardu E, Stefanelli S, Boni A, Gobbi G, Benso F. Neuropsychological profile in new-onset benign epilepsy with centrotemporal spikes (BECTS): focusing on executive functions. Epilepsy Behav 2016;54:71-9.

Fisher RS, Acevedo C, Arzimanoglu A et al. A practical clinical definition of epilepsy. Epilepsia 2014;55:475-82.

Fisher RS, Cross JH, French JA, et al. Operational classification of seizure types by the International League Against Epilepsy: position paper of the ILAE Commission for Classification and Terminology. Epilepsia 2017;58:522-30.

Frankenburg WK, Dodds J, Archer P, Shapiro H, Bresnick B. The Denver II: a major revision and restandardization of the Denver Developmental Screening Test. Pediatrics 1992;89:91-7.

Friend A, DeFries JC, Olson RK. Parental education moderates genetic influences on reading disability. Psychological Science 2008;19:1124-30.

Garcia-Ramos C, Dabbs K, Lin JJ et al. Network analysis of prospective brain development in youth with benign epilepsy with centrotemporal spikes and its relationship to cognition. Epilepsia 2019;60:1838-48.

Gencpinar P, Kalay Z, Turgut S et al. Evaluation pf executive functions in patients with childhood absence epilepsy. J Child Neurol 2016;31:824-30.

Ginsburg KR, and the Committee on Communications and the Committee on Psychosocial Aspects of Child and Family Health. The Importance of Play in Promoting Healthy Child Development and Maintaining Strong Parent-Child Bonds. Pediatrics 2007;119:182-191.

Glauser TA, Cnaan A, Shinnar S et al. Ethosuximide, Valproic Acid, and Lamotrigine in Childhood Absence Epilepsy. N Engl J Med 2010;362:790-799.

Gleissner U, Sassen R, Schramm J, Elger CE, Helmstaedter C. Greater Functional Recovery After Temporal Lobe Epilepsy Surgery in Children. Brain 2005;128:2822-9.

Graham J, Banaschewski T, Buitelaar J et al. European guidelines on managing adverse effects of medication for ADHD. Eur Child Adolesc Psychiatry 2011;20:17-37.

REFERÊNCIAS BIBLIOGRÁFICAS

Gruber R, Somervill G, Enros P, Paquin S, Kestler M, Gilles-Poitaras E. Sleep efficiency (but not sleep duration) of healthy school-age children is associated with grades in math and languages. Sleep Med 2014;15:1517-25.

Guerreiro MM, Hage SRV, Guimarães CA et al. Developmental language disorder associated with polymicrogyria. Neurology 2002;59;245-250.

Guerrini R, Melani F, Brancati C et al. Dysgraphia as a mild expression of dystonia in children with absence epilepsy. PLoS ONE 2015;10:1-13.

Guimarães CA, Rzezak P, Fuentes D et al. Memory in children with symptomatic temporal lobe epilepsy. Arq Neuropsiquiatr 2014;72:184-9.

Guralnick MJ. Early intervention for children with intellectual disabilities: An update. Journal of Applied Research in Intellectual Disabilities 2017;30:211-29.

Haberstroh S, Schulte-Korne G. The Diagnosis and Treatment of Dyscalculia: Clinical Practice Guideline. Deutsches Arzteblatt International 2019;116:107-14.

Hagan JF, Shaw JS, Duncan PM. Bright futures: Guidelines for health supervision of infants, children, and adolescents. American Academy of Pediatrics 2007.

Hartley SL, Sikora DM. Which DSM-IV-R criteria best differentiate high functioning autism spectrum disorder from ADHD and anxiety disorder in older children? Autism 2009;13:485-509.

Hermann BP, Dabbs K, Becker T, Jones JE, Myers y Gutierrez A, Wendt G et al. Brain development in children with new onset epilepsy: a prospective controlled cohort investigation. Epilepsia 2010;51:2038-46.

Holtmann M, Matei A, Hellmann U, Becker K, Poustka F, Schmidt MH. Rolandic spikes increase impulsivity in ADHD – a neuropsychological pilot study. Brain Dev 2006;28:633-40.

Hvolby A. Associations of sleep disturbance with ADHD: implications for treatment. Atten Defic Hyperact Disord 2015;7:1-18.

Instituto Brasileiro de Geografia e Estatística [homepage na internet]. Censo Demográfico de 2010. [acesso em 21 mai 2019]. Disponível em < https://biblioteca.ibge.gov.br/visualizacao/periodicos/94/cd_2010_religiao_deficiencia.pdf >.

Jackson DC, Jones JE, Hsu DA, Stafstrom CE, Lin JJ, Almane D et al. Language function in childhood idiopathic epilepsy syndromes. Brain and Language 2019;193:4-9.

Jarrett MA, Ollendick TH. A conceptual review of the comorbidity of attention-deficit/hyperactivity disorder and anxiety: implications for future research and practice. Clin Psych Rev 2008;28:1266-80

Javier FRF, Antonia GC, Julio PL. Efficacy of Early Physiotherapy Intervention in Preterm Infant Motor Development - A Systematic Review. J Phys Ther Science 2012;24:933-40.

Jones JE, Watson R, Sheth R, Caplan R, Koehn M, Seidenberg M, Hermann B. Psychiatric comorbidity in children with new onset epilepsy. Dev Med Child Neurol 2007;49:493-7.

Kaler SR, Freeman BJ. Analysis of environmental deprivation: Cognitive and social development in Romanian orphans. J Child Psychol Psychiatr 1994;35:769-81.

Kanner L. Autistic disturbances of affective contact. Nervous Child 1943;2:217-50.

Kaufman AS, Raiford SE, Coalson, DL. Intelligent testing with the WISC-V. 2015; John Wiley & Sons.

Kennedy M, Kreppner J, Knights N et al. Early severe institutional deprivation is associated with a persistent variant of adult attention-deficit/hyperactivity disorder: clinical presentation, developmental continuities and life circumstances in the English and Romanian Adoptees study. J Child Psychol Psychiatr 2016;57:1113-25.

Kirk-Sanchez NJ, McGough EL. Physical exercise and cognitive performance in the elderly: current perspectives. Clin Interv Aging 2014;9:51-62.

Krafnick AJ, Flowers DL, Napoliello EM, Eden GF. Gray matter volume changes following reading intervention in dyslexic children. NeuroImage 2011;57:733-41.

Kucian K, von Aster M. Developmental dyscalculia. European Journal of Pediatrics 2015;174:1-13.

Lima EM, Rezezak P, Santos B et al. The relevance of attention deficit hyperactivity disorder in self-limited childhood epilepsy with centrotemporal spikes. Epilepsy Behav 2018;82:164-9.

Lima EM, Rzezak P, Guimarães CA, Montenegro MA, Guerreiro MM, Valente KD. The executive profile of children with benign epilepsy of childhood with centrotemporal spikes and temporal lobe epilepsy. Epilepsy Behav 2017;72:173-7.

Lindgren A, Kihlgren M, Melin L, Croona C, Lundberg S, Eeg-Olofsson O. Development of cognitive function in children with RE. Epilepsy Behav 2004;5:903-10.

Lowenfeld V. Creative and mental growth. New York: Macmillan Co.; 1947.

Lundberg S, Frylmark A, Eeg-Olofsson O. Children with rolandic epilepsy have abnormalities of oromotor and dichotic listening performance. Dev Med Child Neurol 2005;47:603-8.

MacAllister WS, Vasserman M, Rosenthal J, Sherman E. Attention and executive functions in children with epilepsy: what, why, and what to do. Appl Neuropsychol Child 2014;3:215-25.

Mandell DS, Novak MM, Zubritsky CD. Factors associated with age of diagnosis among children with autism spectrum disorders. Pediatrics 2005; 116:1480-6.

Mannuzza S, Klein RG, Truong NL et al. Age of methylphenidate treatment initiation in children with ADHD and later substance abuse: prospective follow-up into adulthood. Am J Psychiatry 2008;165:604-9.

Mantoan MTE. Inclusão escolar: o que é? por quê? como fazer? São Paulo: Moderna; 2003.

Martinez-Rag J, Knecht C, Szerman M, Martinez MI. Risk of serious cardiovascular problems with medications for ADHD. CNS Drugs 2013;27:15-30.

Mayes SD, Calhoun SL, Crowell EW. Learning disabilities and ADHD: overlapping spectrum disorders. J Learn Disabil 2000;33:417-24.

Mellon, M W, Natchev B E, Katusic S K, Colligan R C et al. Incidence of Enuresis and Encopresis among children with attention déficit hyperactivity disorder in a population-based birth cohort. Acad Pediatr 2013;13:322-7.

Meneguello J, Leonhardt FD, Pereira LD. Auditory processing in patients with temporal lobe epilepsy. Braz J Otorhinolaryngol 2006; 72:496-504.

Miodovnik A, Harstad E, Sideridis G, Huntington N. Timing of the Diagnosis of Attention Deficit / Hyperactivity Disorder and Autism Spectrum Disorder Pediatrics 2015;136:e830-7.

Mittler P. Working towards inclusion education: social contexts. London, David Fulton Publishers Ltd; 2000.

Moavero R, Santatone ME, Galasso C, Curatolo P. Cognitive and Behavioral Effects of New Antiepileptic Drugs in Pediatric Epilepsy. Epi Behav 2017;39:464-9.

Montenegro MA, Baccin CE. Neuropediatria Ilustrada. Rio de Janeiro: Revinter; 2010.

Mulligan A, Anney RJ, O'Regan M, Chen W, Butler L, Fitzgerald M et al. Autism symptoms in attention-deficit/hyperactivity disorder: a familial trait which correlates with conduct, oppositional defiant, language and motor disorders. J Autism Dev Disord 2009;39:197-209.

Mulraney M, Schilpzand E, Anderson V, Efron D, Nicholson JM, Hazell P et al. Correlates of anxiety in young children with ADHD: a community-based study. J Atten Disord 2018;22:425-34.

Musiek FE, Shinn JB, Jirsa R, Bamiou DE, Baran JA, Zaidan E. GIN (Gaps-In-Noise) test performance in subjects with confirmed central auditory nervous system involvement. Ear Hear 2005;26:608-18.

Neri ML, Guimarães CA, Oliveira EP, Duran MH, Medeiros LL, Montenegro MA et al. Neuropsychological assessment of children with rolandic epilepsy: executive functions. Epi Behav 2012;24:403-7.

NICE. Attention deficit hyperactivity disorder: diagnosis and management. March, 2018. [acesso em 19 jun 2020]. Disponível em: https://www.nice.org.uk/guidance/ng87

Nicholls AL, Kennedy JM. Drawing development: From similarity of features to direction. Child Development 1992;63:227-241.

Northcott E, Connolly AM, Berroya A, Sabaz M, McIntyre J, Christie J et al. The neuropsychological and language profile of children with benign rolandic epilepsy. Epilepsia 2005;46: 924-30.

Oliveira EP, Neri ML, Capelatto LL, Guimarães CA, Guerreiro MM. Rolandic epilepsy and dyslexia. Arq Neuropsiquiatr 2014;72:826-31.

Oliveira EPM, Hage SRV, Guimarães CA et al. Characterization of language and reading skills in familial polymicrogyria. Brain Dev 2008;30:254-60.

Oostrom KJ, Smeets-Schouten A, Kruitwagen CL, Peters AC, Jennekens-Schinkel A; Dutch Study Group of Epilepsy in Childhood. Not only a matter of epilepsy: early problems of cognition and behavior in children with "epilepsy only"--a prospective, longitudinal, controlled study starting at diagnosis. Pediatrics 2003;112:1338-44.

Osland ST, Steeves TD, Pringsheim T. Pharmacological treatment for attention deficit hyperactivity disorder (ADHD) in children with comorbid tic disorders. Cochrane Database Syst Rev 2018;6:CD007990.

Pakula AT, Braun KVN, Yeargin-Allsopp M. Cerebral palsy: classification and epidemiology. Phys Med Rehab Clin 2009;20:425-52.

Paladino MJ, Hedges K, Golriz F. The arcuate fasciculus and language development in a cohort of pediatric patients with malformations of cortical development. AJNR 2016;37:169-75.

Papavisiliou A, Mattheou H, Bazigou H, Kotsalis C, Paraskevoulakos E. Written language skills in children with benign childhood epilepsy with centrotemporal spikes. Epilepsy Behav 2005;6:50-8.

Polanczyk G, Horta B, Lima M et al. The worldwide prevalence of attention deficit hyperactivity disorder: a systematic re- view and meta-regression analysis. Am J Psychiatry 2007;164:942-8.

Polanczyk GV, Willcutt EG, Salum GA, Kieling C, Rohde LA. ADHD prevalence estimates across three decades: an updated systematic review and meta-regression analysis. Int J Epidemiol 2014;43:434-42.

Polderman TJ, Hoekstra RA, Posthuma D, Larsson H. The co-occurrence of autistic and ADHD dimensions in adults: an etiological study in 17,770 twins. Transl Psychiatry 2014;4:e435.

Posner J, Polanczyk GV, Sonuga-Barke E. Attention-deficit hyperactivity disorder. The Lancet 2020;395:450-62.

Price CJ. A review and synthesis of the first 20 years of PET and fMRI studies of heard speech, spoken language and reading. NeuroImage 2012;62:816-47.

Rapin I. Dyscalculia and the Calculating Brain. Pediatric Neurology 2016;61:11-20.

Raschle NM, Chang M, Gaab N. Structural brain alterations associated with dyslexia predate reading onset. Neuroimage 2011;57:742-9.

Reichow B, Volkmar FR, Bloch MH. Systematic review and meta-analysis of pharmacological treatment of the symptoms of attention-deficit/hyperactivity disorder in children with pervasive developmental disorders. J Autism Dev Disord 2013;43:2435-41.

Research Units on Pediatric Psychopharmacology Autism Network. A randomized controlled crossover trial of methylphenidate in pervasive developmental disorders with hyperactivity. Archives of General Psychiatry 2005;62:1266-74.

Rommelse NN, Geurts HM, Franke B, Buitelaar JK, Hartman CA. A review on cognitive and brain endophenotypes that may be common in autism spectrum disorder and attention-deficit/hyperactivity disorder and facilitate the search for pleiotropic genes. Neurosci Biobehav Rev 2011;35:1363-96.

Ronald A, Simonoff E, Kuntsi J, Asherson P, Plomin R. Evidence for overlapping genetic influences on autistic and ADHD behaviours in a community twin sample. The J Child Psychol Psychiatr 2008;49:535-42.

Russ SA, Larson K, Halfon N. A national profile of childhood epilepsy and seizure disorder. Pediatrics 2012;129:256-64.

Russell G, Rodgers LR, Ukoumunne OC, Ford T. Prevalence of parent-reported ASD and ADHD in the UK: findings from the Millennium Cohort Study. J Autism Dev Disord 2014;44:31-40.

Schachter HM, Pham B, King J, Langford S, Moher D. How efficacious and safe is short-acting methylphenidate for the treatment of attention-deficit disorder in children and adolescents? A meta-analysis. CMAJ 2001;165:1475-88.

Scheffer IE, Berkovic S, Capovilla G, Connolly MB et al. ILAE classification of the epilepsies: position paper of the ILAE Commission for Classification and Terminology. Epilepsia 2017;58:512-21.

Sciberras M, Lycett K, Efron D et al. Anxiety in children with attention-deficit/hyperactivity disorder. Pediatrics 2014;133:801-8.

Shetgiri R. Bullying and children's academic performance. Acad Pediatr 2017;17:797-8.

Silva EAM. The permanent difficulties of learning writing: Revista psicologia & Saberes 2020;9:33-47.

Simonoff E, Pickles A, Charman T, Chandler S, Loucas T, Baird G. Psychiatric disorders in children with autism spectrum disorders: prevalence, comorbidity, and associated factors in a population-derived sample. J Am Acad Child Adolesc Psychiatry 2008;47:921-29.

Sonuga-Barke EJS, Brandeis D, Cortese S et al. Nonpharmacological interventions for ADHD: systematic review and meta- analyses of randomized controlled trials of dietary and psychological treatments. Am J Psychiatry 2013;170:275- 89.

Spencer, TJ, ADHD and comorbidity in childhood. J Clin Psychiatry 2006;67(Suppl 8):27-31.

Swaiman KF, Ashwal S, Ferriero DM et al. Swaiman's Pediatric Neurology E-Book: Principles and Practice. Elsevier Health Sciences, 2017.

Taurines R, Schwenck C, Westerwald E, Sachse M, Siniatchkin M et al. ADHD and autism: differential diagnosis or overlapping traits? A selective review. Attention Deficit and Hyperactivity Disorders 2012;4:115-39.

Thome-Souza S, Kuczynski E, Assumpção F Jr et al. Which factors may play a pivotal role on determining the type of psychiatric disorder in children and adolescents with epilepsy? Epilepsy Behav 2004;5:988-94.

Tosun D, Dabbs K, Caplan R, Siddarth P, Toga A, Seidenberg M, Hermann B. Deformation-based morphometry of prospective neurodevelopmental changes in new onset paediatric epilepsy. Brain 2011;134:1003-14.

Tovia E, Goldberg-Stern H, BenZeev B et al. The prevalence of atypical presentations and comorbidities of benign childhood epilepsy with centrotemporal spikes. Epilepsia 2011;52:1483-8.

Turgay A. Treatment of comorbidity in conduct disorder with attention-deficit hyperactivity disorder (ADHD). Essent Psychopharmacol 2005;6:277-90.

Verrotti A, D´Egidio C, Agostinelli S et al. Cognitive and linguistic abnormalities in benign childhood epilepsy with centrotemporal spikes. Acta Paediatr 2011;100:768-72.

Vinayan KP, Biji V, Thomas SV. Educational problems with underlying neuropsychological impairment are common in children with benign epilepsy of childhood with centrotemporal spikes (BECTS). Seizure 2005;14:207-12.

Wilens TE. The nature of the relationship between attention-deficit/hyperactivity disorder and substance use. J Clin Psychiatry 2007;6 (Suppl 11):4-8.

Wolraich ML, Lindgren SD, Stumbo PJ et al. Effects of Diets High in Sucrose or Aspartame on the Behavior and Cognitive Performance of Children. N Engl J Med 1994;330:301-7.

Wolraich ML, Wilson DB, White JW. The effect of sugar on behavior or cognition in children. A meta-analysis. JAMA 1995;274:1617-21.

World Health Organization. World report on disability 2011. WHO Library Cataloguing-in-Publication Data.

Yerys BE, Wallace GL, Sokoloff JL, Shook DA, James JD, Kenworthy L. Attention defi-cit/hyperactivity disorder symptoms moderate cognition and behavior in children with autism spectrum disorders Autism Res 2009;2:322-33.

ÍNDICE REMISSIVO

"Entradas acompanhadas pelas letras *f* em itálico e **b** e **q** em negrito indicam figuras, boxes e quadros respectivamente."

A
Altas habilidades, 37
   atividades pedagógicas, 40
   avaliação neuropsicológica, 39
   características, 39
   cognição
     superior, 38
   diagnóstico, 38
   savantismo, 37
   sugestões, 41**b**
Alterações visuais
   frequentes, 9
   na infância, 10
Anexo 1, 116
Anexo 2, 121
Atividades
   extracurriculares, 5
Audiometria, 8, 61
Avaliação auditiva
   formal, 8

B
Brincar
   na escola, 11
   desenvolvimento cognitivo
     da criança, 11
Bullying, 25-28
   baixo rendimento escolar e, 27
   características do, 25
   cyberbullying, 26
   desequilíbrio na escola, 25
   estudo de Jane Elliott, 26
   o opressor, 25
   sinais de, 27**b**
   tratamento do, 28

C
Campo visual
   déficits de, 9
     irreversível, 10
Cognição
   avaliação formal da, 30
   da criança com atraso motor, 32
   limítrofe, 32
     diagnóstico, 33
Criança
   com inteligência superior, 13
   e a nota baixa, 14
   sabe estudar?, 19-24
     adaptação pedagógica, 23*f*
     organizar o estudo, 22*f*
     projetos em casa, 24
   saúde da, 5-11
     aspectos nutricionais da, 6
Cyberbullying, 26

D
Declaração de Salamanca, 108
Declaração Universal dos Direitos
   Humanos, 107

Deficiência(s)
  intelectual isolada, 33
    savantismo, 37
  vitamínicas, 6
Déficit intelectual
  crianças com, 34
Desenvolvimento neuropsicomotor
  atraso do, 29-35
    avaliação formal da cognição, 30
      diagnóstico, 32
    crianças com paralisia cerebral, 32
    critérios, 29
      da linguagem, 30
      motor, 29
      social adaptativo, 29
    déficit intelectual, 32
      isolado, 34
    do desenho na infância, 31**q**
    estimulação precoce, 34
    sugestões para adaptação
      na escola, 35**b**
Dificuldade escolar
  criança com, 1
    adaptação pedagógica para, 2*f*
    angústia, 3
    avaliação detalhada, 4*f*
    diagnóstico, 3, 123
    distúrbio do aprendizado, 1
    histórico escolar, 127
    idade da, 16
    necessidade das adaptações, 127
    nota baixa, 1
    tratamento, 1, 3, 124
    variáveis envolvidas, 3
    existe realmente?, 13, 14
Dificuldade visual, 9
Disfunção executiva, 98
  avaliação, 98
    do perfil executivo de crianças, 98
Dislexia, 53-57, 98, 99
  criança com, 2, 20
    epilepsia, 99
  definição, 53
  diagnóstico, 54
  impacto, 55
  mapeamento, 54
  ocorrência, 53
  sinais, 56**b**

sugestões para adaptação na escola, 57**b**
transtornos de aprendizagem, 53
tratamento, 56
vocabulário reduzido, 55
Discauculia
  déficit de atenção, 51
  definição, 49
  diagnóstico, 51
    diferencial, 51
  dificuldades numéricas, 50**b**
  incidência, 49
  reabilitação, 51
  sinais, 50
  sugestões para adaptação na escola, 52**b**
Disgrafia
  avaliação neuropsicológica, 48
  definição, 46
  desenvolvimento da caligrafia, 46
  diagnóstico, 46
  escrita adequada, 47
  sinais e sintomas, 47**b**
  sugestões para adaptação na escola, 49**b**
  tratamento, 48
    exploração digital de letras, 48
Disortografia
  auxiliares tecnológicos, 45, 46
  causa, 44
  definição, 44
  diagnóstico, 45
  intervenções dirigidas, 45
  intervenções terapêuticas, 45
  sinais e sintomas, 44**b**
  sugestões para adaptações na escola, 45**b**
  Manual Diagnóstico e Estatístico de Transtornos Mentais, 43

# E
Epilepsia(s)
  da infância, 101, 102
    com espículas centrotemporais, 102
      crises, 102
      tipo mais comum, 102
  do lobo temporal, 103
    avaliação neuropsicológica, 103

recuperação funcional, 103
tratamento da desatenção, 103
e dificuldade escolar, 95-104
classificação, 95
comorbidades, 96
crises focais, 95
definição, 95
diagnóstico, 95
disfunção executiva, 96
dislexia, 96
etiologias, 96
fisiopatologia das comomorbidades, 99
linguagem e processamento auditivo central, 99
sintomáticas, 96
tipos de, 95
transtorno de déficit de atenção e, 96
Escala
de Denver, 29
Escola
adequação da, 15-17
equipe pedagógica, 15
erro pedagógico, 16
método pedagógico, 15
Estado de mal eletrográfico do sono, 100
Estudo
Jane Elliott, 26

F
Fala
atraso de, 9

H
Higiene
do sono, 6
Hiperatividade
açúcar e, 6
e transtorno do déficit de atenção, 65-75, 96, 97
e impulsividade, 69**b**

I
Inclusão escolar, 105-115
desafios da, 113
importância da, 106

J
Jane Elliott
estudo, 26

L
Linguagem
desenvolvimento adequado da, 9
transtorno do desenvolvimento da (TDL), 59-63
alterações no córtex, 61
características, 59
causa, 61
diagnóstico, 59, 60
diferencial, 61-62
doenças associadas, 62
prognóstico, 60
sintomas, 62
sugestões para adaptação na escola, 63**b**
tratamento, 63
fonoterapia, 63

M
Método pedagógico, 15

O
Orelhinha
teste da, 8
Organização Mundial da Saúde, 105
Otite
média
aguda, 8
secretora, 8

P
Perda auditiva, 8
no primeiro ano de vida, 9
Perguntas frequentes, 131-138
Politerapia, 96, 100

Q
QI
avaliação do, 33, 37
interpretação do resultado, 33**q**

R

Reforço escolar, 17
Rendimento escolar
  cansaço e privação de sono no, 6
  queda no, 27
Reprovação escolar, 17
  situações para, 17
    aluno imaturo, 17
    aluno que não estuda, 17
    mudança de escola, 15

S

Saúde
  da criança, 5-11
    agenda cheia, 5
    alterações visuais
      déficit de campo visual, 10
      frequentes, 9
    aspectos gerais, 5
    brincar, 11
      na escola, 11
    deficiências vitamínicas, 6
    dificuldade visual, 9
    desenvolvimento adequado
      da linguagem, 9
    exercício físico, 7
    hábitos inadequados
      corrigidos, 8
    hiperatividade, 6
    perda auditiva grave, 8
    otite média secretora, 8
    sono
      adequado e reparador, 5
      cansaço e privação do, 6
      higiene do, 6
      inadequado, 8
    triagem auditiva neonatal, 8
Savantismo, 37
Síndromes epilépticas, 96, 101
  epilepsia ausência infantil, 101
    diagnóstico, 101
    dificuldade escolar, 101
    início das crises, 101
    tratamento, 101
Sono
  estado de mal eletrográfico do, 100

Substâncias
  uso de
    TDAH e, 92
    diagnóstico, 92

T

TDAH
  e outras comorbidades, 83-93
    definição, 83
    diagnóstico, 83
    e transtorno de conduta/
      agressividade, 89
    e transtorno desafiador de
      oposição, 88
    e transtorno do espectro autista, 85
    e transtorno específico do
      aprendizado, 84
    e transtornos de ansiedade, 90
    e transtornos depressivos, 91
    e transtornos da eliminação/
      enurese, 92
    e transtornos de tiques/síndrome de
      Tourette, 87
    e transtornos do sono, 93
    e uso de substâncias, 92
    identificação e tratamento, 84
TDAH e TEA, 77-82
  associação, 77
    múltiplos genes, 80
  avaliação do QI, 81
    interpretação do resultado, 81**q**
  características, 77, 78**q**
  diagnóstico, 77, 79
    diferencial, 78
  sintomas, 79
  tratamento, 81, 82
Transtorno de conduta
  e TDAH, 89
    avaliação, 89
    diagnóstico, 89
    prognóstico, 89
    tratamento, 90
Transtorno de déficit de atenção
  e hiperatividade, 65-75, 83, 96, 97
    características, 65
    causas, 65
    definição, 65
    diagnóstico, 67, 68
      critérios para o, 68

DSM 5, 68
etiologia, 65
na criança com epilepsia, 96
sinais e sintomas, 66, 67
sugestões para adaptação na
  escola, 75**b**
tratamento, 71, 72, 73
  medicamentoso, 70, 70**q**, 71**q**
  objetivo do, 74
Transtorno de oposição desafiante, 83
Transtorno desafiador de oposição
  e TDAH, 88
  tratamento, 89
    intervenções psicológicas, 89
Transtorno do espectro autista
  e TDAH, 77-82, 85, 86
  diagnóstico adequado, 85
  prevalência, 85
  sintomas, 85, 86
  tratamento, 87
    psicofármacos, 87
Transtorno específico da linguagem, 83
Transtorno específico do aprendizado
  e TDAH, 84, 85
  diagnóstico, 85

dificuldades escolares, 84
início, 84
Transtornos da eliminação/enurese, 92
  tratamento, 93
Transtornos de ansiedade
  e TDAH, 90, 91
    história clínica, 91
    prevalência, 91
    sintomas, 91
Transtornos depressivos
  e TDAH, 91, 92
    fator de risco, 91
    quadro clínico, 91
    sinais e sintomas, 91
    tratamento, 92
Transtornos de tiques, 87, 88
  apresentação, 88
  causas, 88
  mecanismos fisiopatológicos, 88
  uso de psicoestimulantes, 88
Transtornos do sono
  e TADH, 93
    medicações psicoestimulantes, 93
Triagem auditiva
  neonatal, 8